高质量陪伴

每天10分钟 陪孩子玩出好体力

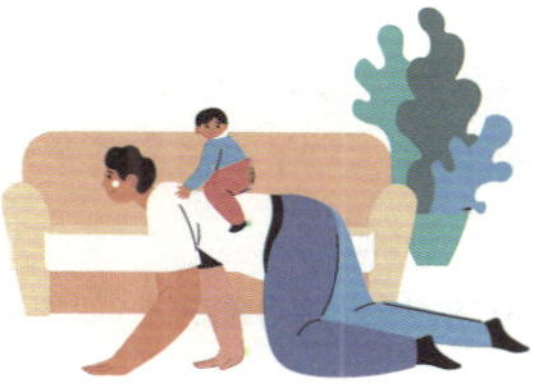

陈晓群 黄鑫 主编

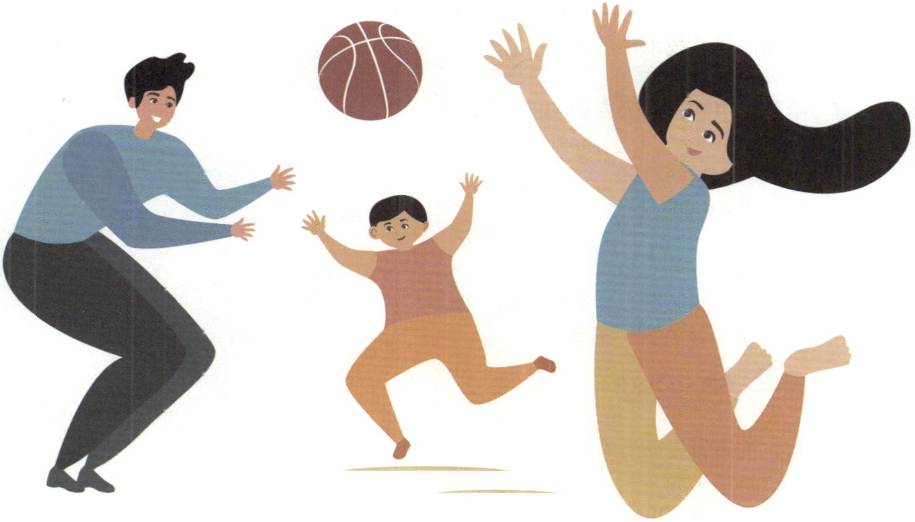

黑龙江科学技术出版社
HEILONGJIANG SCIENCE AND TECHNOLOGY PRESS

图书在版编目（CIP）数据

高质量陪伴：每天10分钟，陪孩子玩出好体力 / 陈晓群，黄鑫主编. -- 哈尔滨：黑龙江科学技术出版社，2023.6

ISBN 978-7-5719-1878-1

Ⅰ. ①高… Ⅱ. ①陈… ②黄… Ⅲ. ①健身运动—儿童教育—家庭教育 Ⅳ. ① R161.1 ② G782

中国国家版本馆 CIP 数据核字 (2023) 第 063413 号

高质量陪伴：每天10分钟，陪孩子玩出好体力
GAO ZHILIANG PEIBAN: MEITIAN 10 FENZHONG, PEI HAIZI WANCHU HAO SHENTI
陈晓群 黄鑫 主编

出　　版　黑龙江科学技术出版社
出 版 人　薛方闻
地　　址　哈尔滨市南岗区公安街 70-2 号
邮　　编　150007
电　　话　（0451）53642106
网　　址　www.lkcbs.cn

责任编辑　杨广斌
编　　委　刘华静　杨弘宇　李晶梅　陈　阳
　　　　　陈忆星　彭子琪　王崟州

设　　计　深圳·弘艺文化 HONGYI CULTURE

印　　刷　哈尔滨市石桥印务有限公司
发　　行　全国新华书店
开　　本　710 mm × 1000 mm　1 / 16
印　　张　7.75
字　　数　10 万字
版次印次　2023 年 6 月第 1 版　2023 年 6 月第 1 次
书　　号　ISBN 978-7-5719-1878-1
定　　价　45.00 元

PREFACE

前言

爱中玩出好身体

随着时代的发展、社会的进步，国家越来越重视家庭教育。2022 年 1 月正式实施的《中华人民共和国家庭教育促进法》（简称《家庭教育促进法》）第十六条第四款明确规定：保证未成年人营养均衡、科学运动、睡眠充足、身心愉悦，引导其养成良好生活习惯和行为习惯，促进其身心健康发展；在第十七条第一款明确指出：亲自养育，加强亲子陪伴。通过《家庭教育促进法》就可以知道，家长有责任和义务陪伴孩子健康成长。那么，家长怎样才能高质量地陪伴孩子，让其身心健康发展呢?

如果家长了解孩子身心发展规律就会明白，带孩子一起参加亲子运动游戏就是高质量的陪伴，有利于孩子身心健康。爱玩，是孩子的天性。游戏不仅仅是幼儿的权利，也是少年儿童的需求。部分家长认为孩子上小学了，就不需要玩游戏了，认为只要学习好就行了。其实不然，游戏对于低年级的小学生来说，可以有效帮助孩子顺利适应小学校园生活环境和自我探寻。在2021 年7 月，中共中央办公厅、国务院办公厅印发了《关于进一步减轻义务教育阶段学生作业负担和校外培训负担的意见》，并发出通知，要求各地区各部门结合实际认真贯彻落实，提出要科学利用课余时间。家长如能在繁忙的工作和家务中抽出10 分钟时间，和孩子玩一些有趣的亲子运动游戏，在丰富孩子课余时间的同时，还能很好地增加孩子的运动量，让孩子在运动技能、敏捷性、协调性以及身体力量方面得到锻炼和提升，有效促进孩子的大运动和精细运动技能发展。家长和孩子一起游戏，还能促进孩子的意志力和提升专注力，进而提升学习力。孩子在游戏中能学会接受挫折和失败，体会到坚持就是胜利的喜悦感。同时，亲子游戏更能增进亲子感情，构建良好的亲子关系，营造健康、快乐、充满爱意的家庭氛围。

本书根据孩子身心发展特点和运动能力，设计了适合学龄前期（3~6岁）和学龄初期（7~9岁）两个年龄段孩子的亲子运动游戏，共计99个。充分利用生活和大自然中的材料作为运动游戏器具，基本上都能就地取材，不需要家长花大量的时间和精力去做准备，书本、瑜伽垫、矿泉水瓶、卫生纸、树叶、沙石等，都能成为合适的运动游戏器具。家长只要根据孩子的运动能力、喜好和需要选择游戏，让孩子在游戏中提升肢体协调、反应速度、身体平衡、竞争合作能力等。而且，所有的运动游戏规则简单明了，家长和孩子一看就懂。游戏延伸中，家长和孩子还可以进行游戏创编，培养孩子的发散性思维能力。

愿此书能成为家长爱的行动和表达，花1分钟时间找到适合孩子的亲子游戏，再花10分钟和孩子一起玩游戏，在快乐的游戏中感受孩子灵动的身体和思维，陪伴孩子走过幸福的童年时光。

CONTENTS

目录

第一章 亲子运动游戏开展技巧

目录

CONTENTS

目录

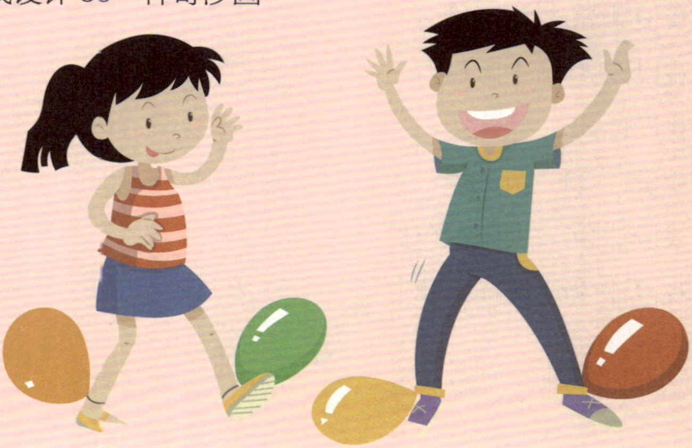

CONTENTS

第三章 7~9 岁学龄初期亲子运动游戏

目录

CONTENTS

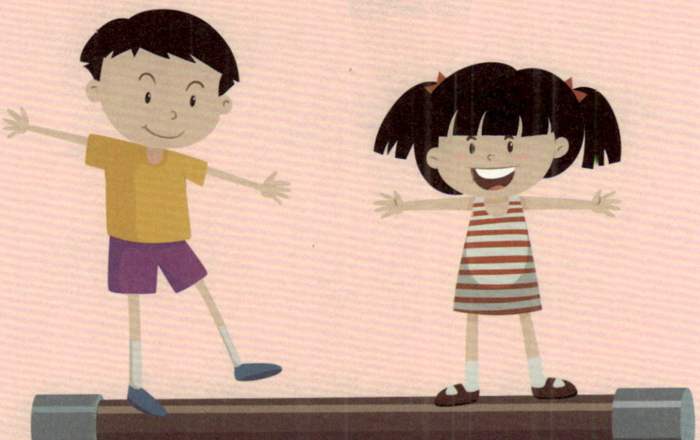

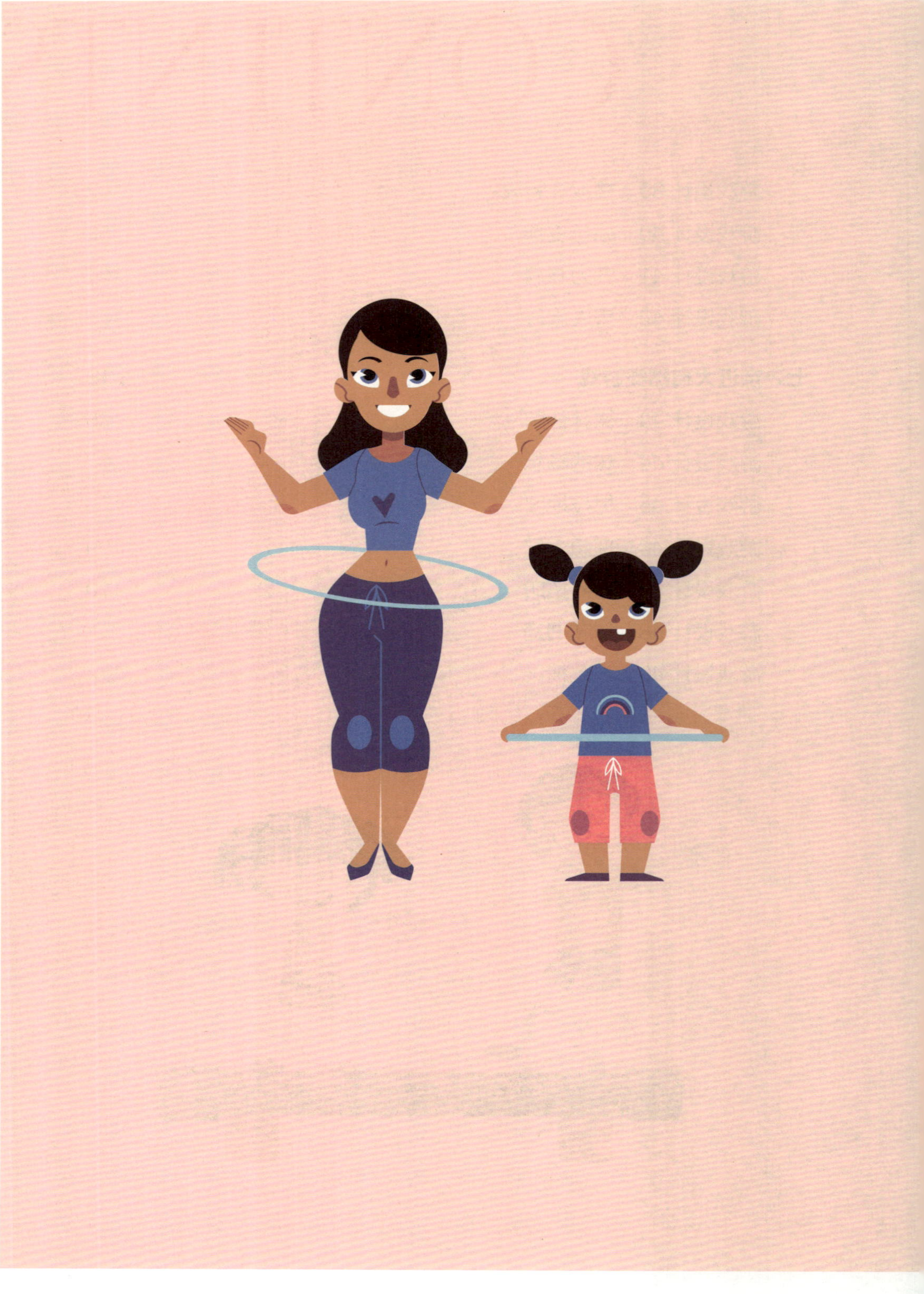

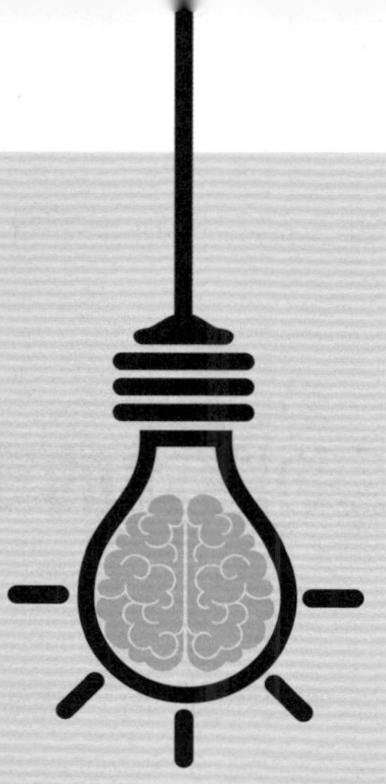

第一章
亲子运动游戏开展技巧

随着时代的发展、社会的进步，科学地教养孩子得到了国家立法的支持。家长需要用实际行动陪伴孩子快乐学习、快乐运动，有效促进孩子的身心健康成长，为孩子的人生奠定幸福的基石，使其成长为堪当民族复兴重任的时代新人。

一、亲子运动游戏的意义

作为新时代的家长，从孩子呱呱坠地开始，就满怀着对孩子的期望，开始规划孩子的人生，憧憬着把孩子培养成“人中龙凤”。为了不让孩子输在起跑线上，孩子从小就在家长的陪伴下参加各种培训班，家长站在成人的角度，认为学习文化知识是最重要的，在让孩子玩这件事情上很少花时间思考。大部分家长可能从未思考过为什么要和孩子玩运动游戏，玩什么运动游戏，怎样玩运动游戏才有趣又有意义。

其实，人的一辈子从出生到幼年，从幼年到童年，再从童年到青少年，乃至成年、中年和老年，都会有一个最“长情”的伙伴相随成长，它就是游戏。只是对于成人来讲，游戏已经在生活中隐退，但是对于孩子来说却是不一样的。个体心理学家阿尔费雷德·阿德勒说过：游戏是儿童的工作，而且绝不是微不足道的工作。可见游戏对于孩子来说是多么重要和有意义。孩子需要借助游戏来获得身心、情绪和社交方面的发展。

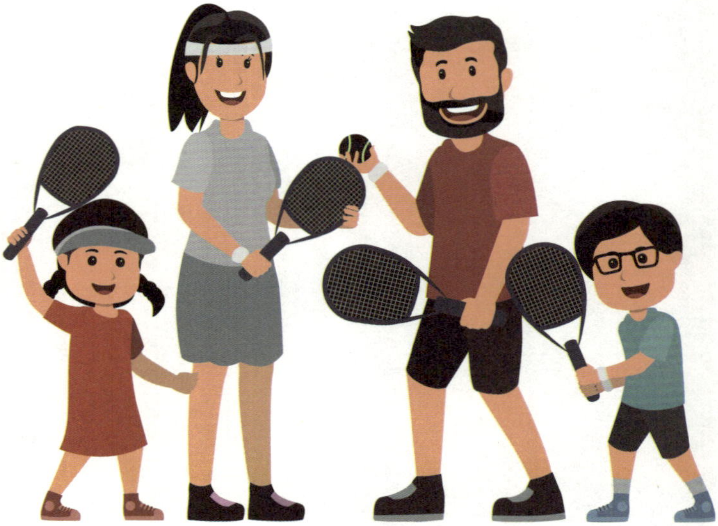

一位游戏专家从四个方面对游戏功能进行了阐述：

- 一是生物方面，孩子在游戏中，手随着眼睛移动，可以消耗多余的精力以及增强运动力。
- 二是个体内在方面，孩子在游戏中可以满足对环境和冲突的掌控需求。
- 三是人际关系方面，游戏可以提升孩子尝试分离、培养个性和学习社交的技能。
- 四是社会文化方面，孩子在游戏中可以更好地了解文化，了解周围的其他人。

亲子运动游戏可以提升孩子的运动力

对于孩子而言，运动就是游戏。亲子运动游戏好玩是第一位的，趣味性很强，运动强度会大大超出预想，起到强身健体的作用。孩子进入运动状态很快，他们在亲子运动游戏中不但能提升跑、跳、投、爬、走、坐、站、蹲、翻等大运动能力（大肌肉群共同参与的运动，包括抬头、抬胸、翻身、爬、跑等），还能很好地提升精细运动能力（小肌肉的运动能力，包括手的灵活性、稳定性协调和力量），增加心肺的耐力，增强身体的协调性、灵敏性。

在游戏中，孩子的身体新陈代谢加快，血流量增加，身体内营养物质的吸收与储存能力增强，肌纤维增粗，肌肉体积增大，肌肉收缩力量变大，速度变快，耐力变强，肌肉弹性更好。同时，孩子的骨密质增厚，骨骼变粗，骨长度生长速度加快。亲子游戏可增强关节周围的肌肉和韧带的力量及柔韧性，促进孩子的生长发育，形成良性循环。

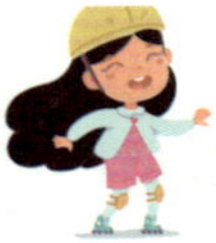

亲子运动游戏可以增强孩子的意志力

游戏本质上是自愿的，亲子运动游戏需要孩子自愿参加。但游戏是有一定规则和目的的，孩子在游戏中需要遵守规则，学会合作和坚持，从而完成游戏任务，达到自己的目的，感受到成功的喜悦。孩子持续地玩一个游戏，可以有效地增强意志力。意志力是指一个人自觉地确定目的，并根据目的来支配、调节自己的行为，克服各种困难，从而实现目的的品质。孩子在和家长一起玩游戏的过程中，共同遵守游戏规则，双方都会有成功和失败出现，因为是游戏，孩子不会受到来自父母的苛刻评价和指责。即使游戏失败了，孩子也不会因出错而产生深深的挫败感，或是担心遭到父母的耻笑。在游戏中，孩子可以在没有压力的情况下轻松地练习自我控制，增强意志力，客观地看待成功和失败。

亲子运动游戏可以增进亲子的沟通力

孩子的大脑还在发育中，缺乏言语和认知技能，无法像成年人那样展开深入的交流，游戏不但成为了孩子天然使用的交流媒介，更成为了孩子探索自我和世界的最重要的媒介。孩子和家长玩游戏时，会对游戏规则进行探讨，孩子只有在清楚并接受游戏规则的前提下，才能玩好游戏。尽管游戏在设计上是完整的，有其程序，但是它是由人控制的，会随着情景而变化。孩子在玩游戏的过程中可能会提出新玩法，这时，就需要孩子和家长或是其他兄弟姐妹进行沟通。孩子在沟通中才会明白，只有他人接受自己的玩法，游戏才能进行下去，达到自己的目的，享受游戏的快乐。

游戏中，孩子会很真实地表达自己的情绪，达到目的时开心大笑，未达成目的时会嚎啕大哭或是很愤怒。面对孩子在游戏中出现的负面情绪，家长要停下来和孩子进行沟通。首先需要接纳孩子的负面情绪，允许孩子出现负面情绪，帮助孩子看到自己的负面情绪，让孩子知道哭闹是不能解决问题的，只有一起商讨出解决问题的方法，游戏才能很好地玩下去。亲子运动游戏中，不仅仅是家长帮助孩子学会沟通，其实孩子也在帮助家长觉察自我。在运动游戏过程中，家长和孩子可以重新感知生活，构建更亲密的亲子关系。

二、亲子运动游戏的原则

遵循身心发展原则

游戏有助于孩子身心发展。皮亚杰认为，游戏为孩子提供了一个“情绪实验室”，对其发展至关重要。孩子在游戏过程中认识自己、他人和周围的世界。孩子尚未完全掌握表达想法所需的语言技能和抽象思维能力。游戏是孩子表达其具体世界的方式之一。在亲子运动游戏中，家长要根据孩子的年龄特征陪伴孩子开展游戏，用孩子能听懂和接受的语言给孩子表述清楚游戏规则，尽可能地尊重孩子的真实感受和选择，理智处理突发问题，在趣味性不变的基础上适时调整或提升游戏难度，增强孩子的自信心。

遵循安全第一原则

孩子玩游戏时往往只顾玩得开心，会忽略安全性。因为孩子大脑发育不全，思维的深度和广度都不够，无法全面地考虑一件事情。在游戏时，家长要适时关心孩子的安全，选择安全的运动游戏场地，提醒孩子要注意安全。其实家长也不要过分担心孩子的安全，孩子远比成人想象的要聪明。孩子可以在情景体验中自主地感知危险因素，比如摔倒了，孩子知道身体的疼痛后，就会提升自我保护意识。家长面对孩子摔倒或是摔伤时，不指责孩子，不传递焦虑、恐惧情绪，而是温柔地安慰孩子，妥善处理问题，更能提高孩子的安全意识。

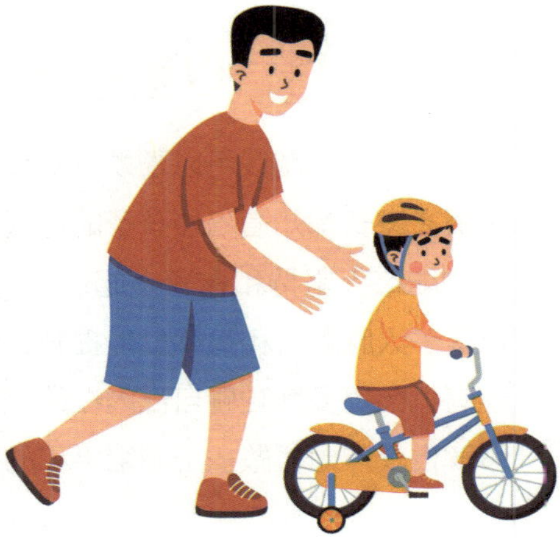

遵循灵活互动原则

游戏是有规则的，但是游戏是由人而非物掌控的，它在不同的情景中会有变化，不是机械的。亲子运动游戏也是如此，家长和孩子都可以在游戏中提出很多种不同的玩法，也就是说可以随时修改规则，但还是要在双方都同意新规则的前提下继续来开展游戏。家长尽可能尊重孩子，比如游戏规则、游戏时间、游戏人员、游戏场地等，都是可以随时调整的。因为亲子运动游戏的目的不是相互竞争，而是在游戏的趣味中促进孩子成长，营造和谐家庭氛围。

遵循正向鼓励原则

在亲子运动游戏中，父母和孩子一起玩游戏，看他们所看的，体验他们所体验的，感受他们所感受的，好奇他们所好奇的，和孩子一起进入游戏世界，才能触碰到他们的内心深处。家长要看见孩子的付出和努力，适时用言语鼓励孩子。如果孩子认为游戏任务有难度，家长要以身示范，用自己的行为来鼓励孩子，或是陪着孩子一起完成游戏任务。孩子在游戏中提出自己的想法和看法，特别是提出新的游戏玩法时，家长要积极响应，和孩子一起去尝试新的玩法，培养孩子的发散性思维。

遵循持之以恒原则

亲子运动游戏可以帮助家长和孩子构建幸福、健康的亲密关系。其实，现在很多家长都知道陪伴孩子的重要性，也在努力用实际行动陪伴孩子成长。家长如能每天坚持和孩子一起玩10分钟游戏，进行身体的亲密接触，不但能促进孩子大脑发育和身体机能提升，还能营造轻松、快乐的家庭氛围。同时父母能有机会更多地触碰自己内在的童心，激发对孩子、亲人和生活的热爱，有效缓解自我焦虑，做一个情绪平和的家长，更好地陪伴孩子健康成长。

三、亲子运动游戏的技巧

情景设置

亲子运动游戏中，家长可以通过讲故事、角色扮演、场景布置等来增加游戏的趣味性。孩子在不同的成长时期都会有自己喜欢的卡通人物或是英雄人物，家长可以和孩子一起扮演这些人物角色来玩游戏，把孩子带入故事情境中，激发孩子玩游戏的动力。如学龄前孩子，特别是男孩子，他们中许多人喜欢奥特曼。家长和孩子一起玩亲子运动时就可以一边做奥特曼的经典手势，一边说：“奥特曼打怪兽！”或是和孩子做一些孩子喜欢的人物的头饰、服饰，涂上好看的颜色，然后戴上头饰，穿上服饰，开始有趣的运动游戏。

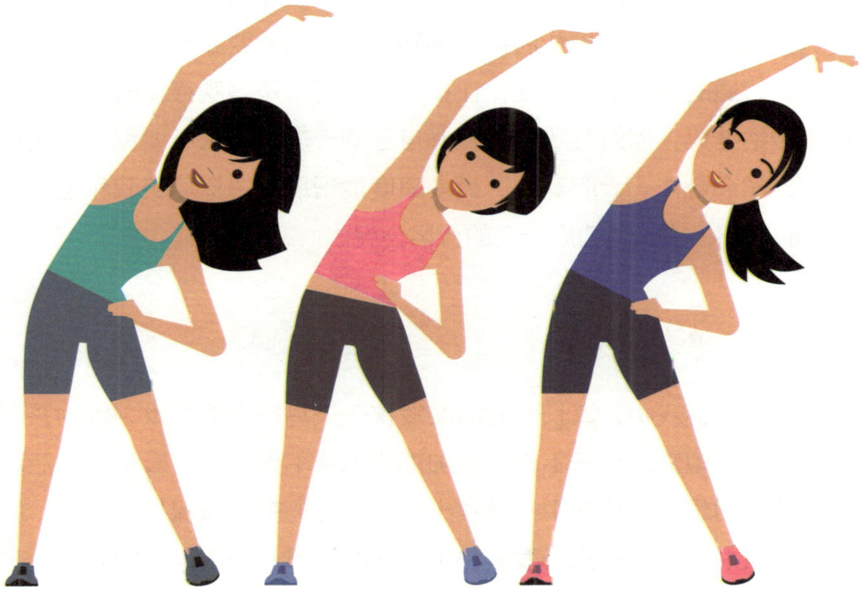

游戏热身

亲子运动游戏要考虑到安全性，在做一些大运动前，家长和孩子最好做一些简单的热身动作。比如伸伸手、弯弯腰、踢踢腿、活动一下腕关节和踝关节、小跑一会儿，缓解孩子肌肉紧张的情况，保护好关节不受伤，同时又激发孩子玩游戏的兴趣，增进亲子感情。但对于孩子来讲，要他们一本正经地做热身运动，可能孩子会失去游戏的兴趣。家长可以和孩子一边唱（或是手机播放）简单明快、节奏性强的歌曲，一边跟随着音乐做动作，如《健康歌》：左三圈，右三圈，脖子扭扭，屁股扭扭，早睡早起，咱们来做运动，抖抖手啊，抖抖脚啊，勤做深呼吸……既开心又有趣，达到热身的效果。

规则竞技

无论是传统游戏，还是现代游戏，只要是游戏，就有游戏规则存在，而且很多游戏都具有一定的竞技性。亲子运动游戏也是如此，只是它是在趣味中体现竞技性，可以很好地帮助孩子感知竞争。家长要鼓励孩子创造性地改编游戏规则，适时提升游戏难度，让孩子知道竞争是客观存在的，要学会享受过程、接纳结果，面对失败要调整好自己的心态等。家长要积极鼓励孩子遵守规则、学会合作、大胆竞争，最大限度地帮助孩子探寻自我和世界，促进孩子身心发展，成长为适应社会的合格公民。

想象激趣

在亲子运动游戏中，家长要时时激发孩子天马行空的想象，因为孩子的专注时长通常较短暂，孩子不愿意参加那些趣味不大，没有吸引力的活动。但是，当孩子的想象在游戏中被激发出来时，他们就可以保持好奇心，就会觉得参加游戏很好玩，感觉玩很久都不会乏味和累。一个简单的游戏，孩子可以重复玩很多次，每一次都是新感受，能更好地激发想象力。

创意艺术

亲子运动游戏中很多都是精细运动，孩子看似是坐着不动的，实际上在用手或是脚、口、舌等部位做动作，如手的捏、搓、拉、压、按等，同时眼睛也会随着手动，脑神经也在不断被激活。孩子大部分的精细运动都可以通过创意美劳来呈现。精细运动发展得越好的孩子，做出来的作品越是精美、有创意。孩子在运动游戏的同时也在提升发现美、创造美的能力，为未来生活赋能。

情感激发

亲子运动游戏中的动作和言语能有效激发孩子的情感。家长和孩子在运动游戏过程中必须有拉手、拥抱等肢体的接触，让孩子感受到爱。家长在运动游戏中需要不断鼓励孩子，如“加油！你是最棒的”“坚持，相信你能做到”“别怕，妈妈（爸爸）在你身边保护着你”等言语能很好地构建孩子的安全感和自信心。然而安全感和自信心又是爱的来源，孩子在运动游戏中深刻体验着浓浓的爱，学会爱，付出爱，增强同理心，感受到他人的不同情绪，学会关心他人，给予彼此力量，为人生底色涂上绚丽的色彩。

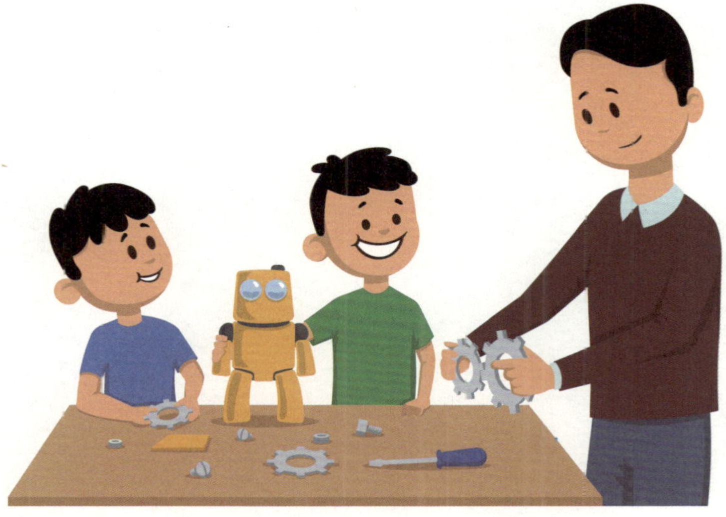

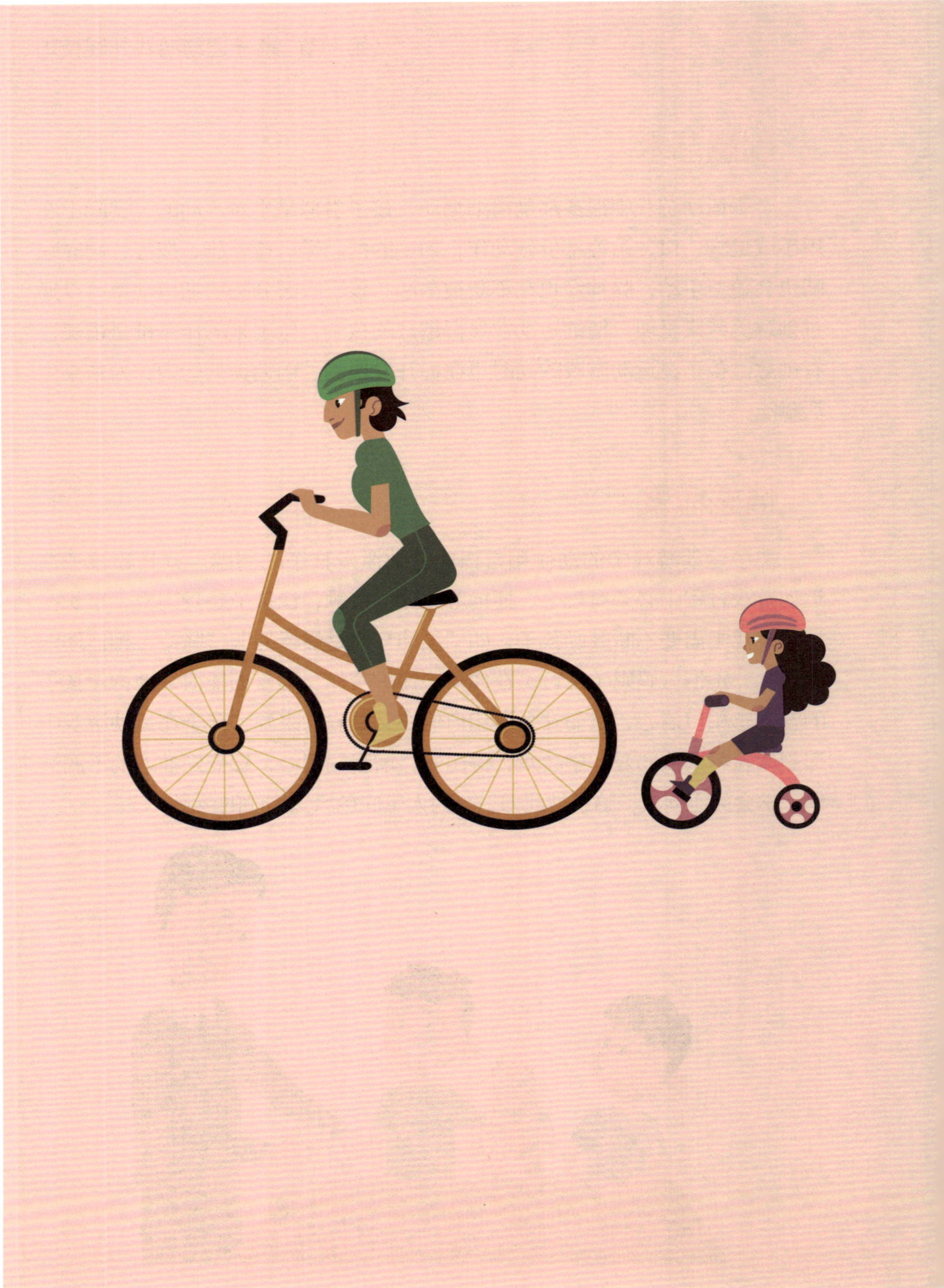

第二章
3~6 岁学龄前期亲子运动游戏

学龄前的孩子由于还没有学业负担，学习主要是通过生活中的游戏来完成的。孩子更多是在家长的监护下度过时间的。家长可以充分利用亲子时光和孩子一起玩这些运动游戏，促进孩子体魄强健的同时，还能提升孩子的合作精神、同理心等，塑造健全的人格。

一、肢体协调类游戏

游戏设计 1 燕子飞

游戏目标

孩子用腹部撑地的过程中，可有效锻炼腹部肌肉，增强身体的灵活性，增进亲子情感。

游戏准备

一张瑜伽垫

游戏规则

1.游戏开始时，家长站在瑜伽垫的一端，孩子头朝着家长，趴在瑜伽垫上，双手朝前伸直。

2.家长拉起孩子的双手，孩子的头和脚同时用力向上抬起来，然后再慢慢放下，此为一次。10~15次为一组，最少做3组。

游戏延伸

1.家长在游戏中要多鼓励孩子坚持，3~4岁的孩子可以减少组次，只要孩子能同时把头和脚抬高就行。家长还可以对孩子说："燕子飞，燕子飞，春天来了真美丽！"

2.家长还可以根据孩子的体能提升游戏难度，家长拉起孩子的双手朝身体两侧打开，然后孩子抬高头和脚，慢慢放下后身体朝前移动一下为一次。

游戏设计2　信任后倒

游戏目标

孩子在往后倒被家长接住的过程中，可有效感知身体平衡，增强身体的灵活性，提升勇气和信心，增进亲子情感。

游戏准备

1张长沙发

游戏规则

1.游戏开始前，家长站在沙发旁边，孩子站在沙发的一端，背对着家长站稳，告诉孩子：往后倒时要注意腹部收紧，双手直放在身体两侧，后倒时不要晃动身体。

2.家长发出“准备—开始—倒”的指令后，孩子身体直接往后倒，家长用双手去接住孩子。

游戏延伸

1.家长在游戏中要鼓励孩子勇敢往后倒，告诉孩子相信父母，父母一定会接住孩子的。家长要注意做好保护措施，沙发最好不用木质的，如果是木质的可以铺一个厚毛毯。然后家长接孩子时最好接住孩子的背部，保护好头部，不要磕到沙发扶手。

2.家长可以增大游戏的难度，对于有勇气的孩子，可以叫孩子站在沙发扶手上往后倒，只是家长注意力一定要高度集中，保护好孩子。

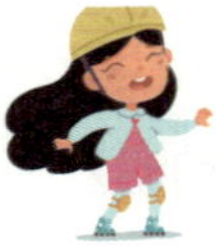

游戏设计 3 快乐的毛毛虫

游戏目标

孩子在用腹部撑地前进的过程中，有效锻炼腹部肌肉，增强身体的灵活性，增进亲子情感。

游戏准备

干净、平整的空间；地垫

游戏规则

1.游戏开始前，家长和孩子趴在地垫上，双脚相抵，双手背在身后。家长说：“毛毛虫特工队现在出发。”

2.家长和孩子相向沿着圈垫爬行，爬行中不能用手，只能腹部和脚尖用力。

3.当家长和孩子头碰到一起时，要相互说：“请多多关照！”然后各自调转头继续爬。

游戏延伸

1.如果客厅很大，地垫可以铺成两个竖长条，家长和孩子各占一道，也可以铺三道、四道，全家总动员。

2.在爬行过程中，家长给孩子讲《不会拐弯的毛毛虫》的故事：一群毛毛虫饿了，出来找食物。它们一个接着一个，沿着一个花盆转了一圈又一圈，结果还是没有找到食物。家长向孩子提问：如果你是其中的一只毛毛虫，你怎样爬行才能找到食物？

这个故事可以讲得绘声绘色一些，故事可以激发孩子学习兴趣，最后的提问，可以帮助孩子发散思维。

3.家长在游戏中要鼓励孩子遵守游戏规则，坚持“匍匐前行”。

游戏设计4 卡片宝宝屋

游戏目标

孩子在双脚侧身跳和转向跳中，可锻炼腿部肌肉，增强身体的协调能力，增进亲子情感。

游戏准备

卡片（字卡、拼音卡、数字卡等）；用彩色胶带在客厅里贴出跳房

游戏规则

1.游戏开始前，家长和孩子一起做好小卡片、画好跳房，家长把做好的卡片随意抽出来放在“跳房”里。

2.孩子遇到认识的卡片就双脚并拢跳进去，遇到不认识的卡片单脚跳进去，双脚不能碰到画的线框。

3.孩子跳进去后大声读出卡片上的内容，正确后继续往前跳，跳出房子后大声说：“我胜利啦！”家长更换卡片，孩子继续跳。

游戏延伸

1.家长根据实际情况来布置“跳房”，没有彩色胶带的可以用一两个呼啦圈代替，或是用卫生纸、布条等都可以。用呼啦圈需要孩子跳一个，家长往前移动一下。

2.家长在游戏中也可以和孩子面对面拉手一起跳房子，卡片也可以由孩子自己更换。跳的过程中保护好孩子。

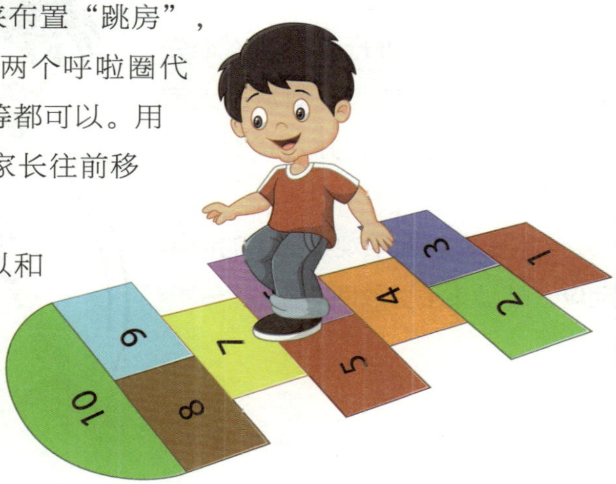

游戏设计 5 搭桥过河

游戏目标

孩子在来回弯腰、蹲下、抬腿、站立过程中，可锻炼全身肌肉，增强身体的平衡性，增进亲子情感。

游戏准备

两张彩纸（或一双干净的拖鞋）

游戏规则

1.游戏开始前，家长和孩子一起规定一根起线和终线，在终线前摆放一个孩子喜欢的物品，在规定的时间里拿到物品获胜。

2.孩子前进时只能踩在两张彩纸（拖鞋）上，需要不停移动两张彩纸（拖鞋）。

3.家长负责计时，孩子在规定的时间里拿到物品后，家长热情拥抱孩子。

游戏延伸

1.如果家庭中有两三个孩子，可以让孩子们同时进行游戏，看谁先拿到物品，游戏前可以商量出大家都认可的奖励方案，并为获胜方颁发奖励。

2.家长在游戏中观察孩子的情绪反应，鼓励孩子勇敢面对挫败。

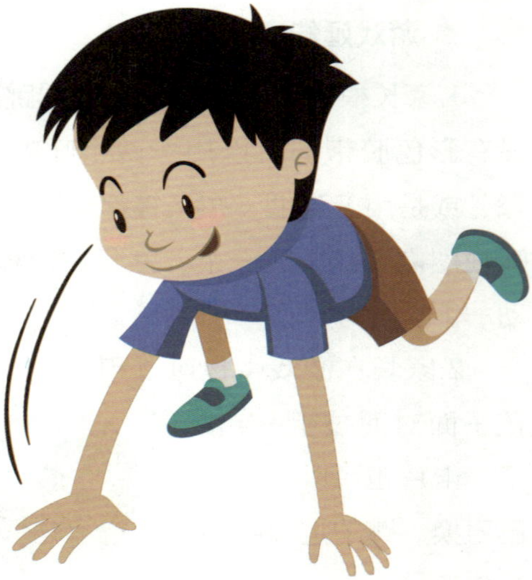

游戏设计 6 一起来滑雪

游戏目标

孩子脚踩抹布（纸张）前进，可锻炼全身肌肉，增强身体的协调能力，增进亲子情感。

游戏准备

两块抹布（或两张厚一点的白纸）

游戏规则

1.游戏开始前，家长和孩子一起规定起滑线和终点线。

2.孩子一脚踩一块抹布，在脚不抬起来、不离开抹布的前提下滑动前进，双手不能扶墙等物品。

3.在滑动过程中如果脚离开了抹布踩到地板，就需要回到起滑线重新开始。

游戏延伸

1.家长在滑动时要注意孩子的安全，活动场地不要摆放尖锐的物品，以免孩子不慎摔倒碰伤。

2.孩子和家长在滑动过程中可以大声喊出“下雪了”“滑雪啦”“你来追我”等话，增加滑动的欢快气氛。

3.家长和孩子在滑动过程中还可以加入花样滑动，如和孩子手拉手滑、旋转滑动等，激发孩子参与滑动游戏的兴趣。

游戏设计 7 摸高玩具

游戏目标

孩子在跳起来摸家长高举的玩具时，可锻炼全身肌肉和弹跳力，增强身体的协调能力，增进亲子情感。

游戏准备

1个玩具

游戏规则

1.游戏开始前，家长和孩子相距40厘米左右面对面站好，家长将玩具举高。

2.家长发出“开始”的指令后，孩子双脚往上跳，单手去摸玩具。10~15次为一组，最少做3组。

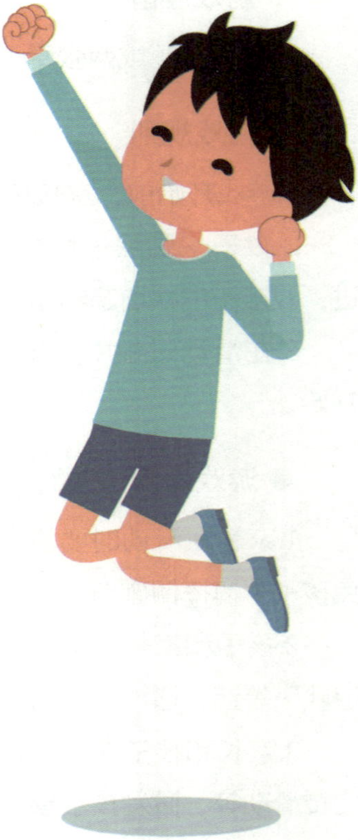

游戏延伸

1.家长在游戏中要鼓励孩子，对孩子说：“加油往上跳！”“双脚蹬地！”“哇，你是小巨人，跳得真高！”组次也可以根据孩子的体能来调整。

2.家长还可以调整游戏难度，在孩子跳起来的同时，把玩具再抬高；或是把玩具交换到另一只手中。

二、反应速度类游戏

游戏设计8 泡泡满天飞

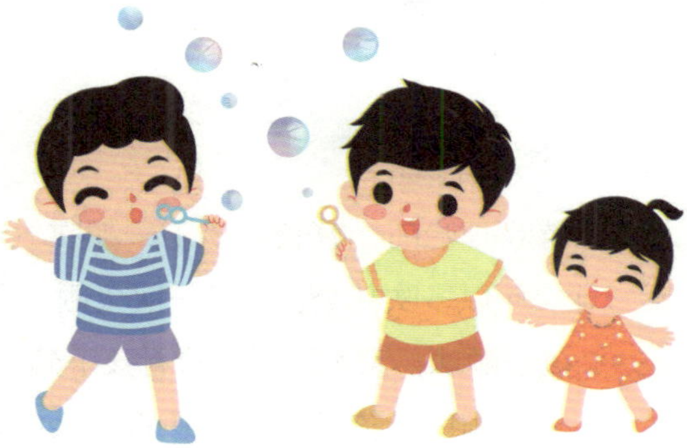

游戏目标

孩子在追打泡泡时奔跑和跳跃，可锻炼全身肌肉，增强身体的灵敏度，增进亲子情感。

游戏准备

吹泡泡工具；肥皂水

游戏规则

1.游戏开始前，家长和孩子一起购买吹泡泡的工具，或是制作吹泡泡的工具（找一个空瓶子，用铁丝或是塑料条做一个小圈），最后制作肥皂水。

2.家长吹泡泡，孩子追打泡泡。家长说：“大泡泡！”孩子就追打家长吹出来的最大的那个泡泡；家长说：“小泡泡！”孩子就追打家长吹出来的最小的那个泡泡。

3.孩子追打到大、小泡泡，家长就停下来拥抱或是亲吻孩子一下。

游戏延伸

1.家长在吹泡泡时要提醒孩子注意安全，因为肥皂水泡泡落到地上会导致地面湿滑，以免孩子不慎摔倒。

2.家长和孩子在吹泡泡过程中还可以互换，家长吹一次，孩子吹一次，激发孩子参加吹泡泡游戏的兴趣。

游戏设计 9 气球不落地

游戏目标

孩子在颠气球的过程中奔跑和跳跃，能锻炼全身肌肉，增强身体的灵敏度，增进亲子情感。

游戏准备

气球

游戏规则

1.游戏开始前，家长和孩子一起吹气球，不要将气球吹得太满，然后扎紧气球。可以多吹几个，但是一次只颠一个吹好的气球。

2.孩子颠球，家长计时，看看孩子颠球的最长时间是多少。

3.家长颠球，孩子计时，看看家长颠球的最长时间是多少。游戏时间控制在10分钟之内，谁颠球时间长谁就获胜。

游戏延伸

1.家长要提醒孩子注意安全，最好是到空旷的房间里或是有地垫的房间里玩游戏，以免孩子不慎碰到物品或是摔倒。

2.这个游戏可以全家总动员，根据参加的人数增加气球数，但是最多不要超过3个球，以激发孩子参加颠气球的兴趣。

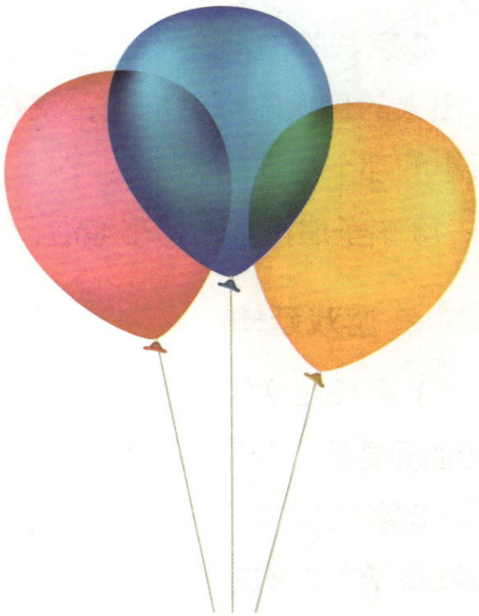

游戏设计10 网鱼快闪

游戏目标

孩子在迅速躲避“网子”的过程中站起、奔跑、蹲下，可锻炼全身肌肉，增强身体的灵敏度，增进亲子情感。

游戏准备

网子（可以是薄衣服或者小方巾）；瑜伽垫（或是硬纸板）

游戏规则

1.家长和孩子只能坐在一个固定的地方，可以是瑜伽垫，也可以是一块大的硬纸板，还可以是亲子共同指定的一个地方，不要太大面积就可以。

2.游戏开始时，一位家长手拿网子站在垫子外，孩子和其他家庭成员坐在垫子上。

3.家长一边说“大鱼、小鱼，网到谁就是谁”，一边把网子撒下去。孩子和其他人就要迅速从垫子上站起来逃离，不要被网住。

4.如果被网住，就要接受一个甜蜜的“惩罚”，如拥抱、亲吻、唱歌、送出小礼物等，然后接受“惩罚”的人去当“捕鱼人”，游戏继续。

游戏延伸

1.家长要提醒孩子注意安全，最好是到空旷的房间里或是有地垫的房间里玩游戏，以免孩子不慎碰到物品或是摔倒。

2.家长在游戏过程中可以多加一些语言和动作，如“哇，网住了一条美人鱼”，然后抱起孩子举高，转圈，再和孩子商量愿意接受的“惩罚”，激发孩子玩游戏的兴趣。

3.这个游戏可以全家总动员，人多，孩子就会更愿意玩。

游戏设计 11 躲避狼牙棒

游戏目标

孩子在迅速躲避“狼牙棒”的过程中跳跃，可锻炼全身肌肉，增强身体的灵敏度，增进亲子情感。

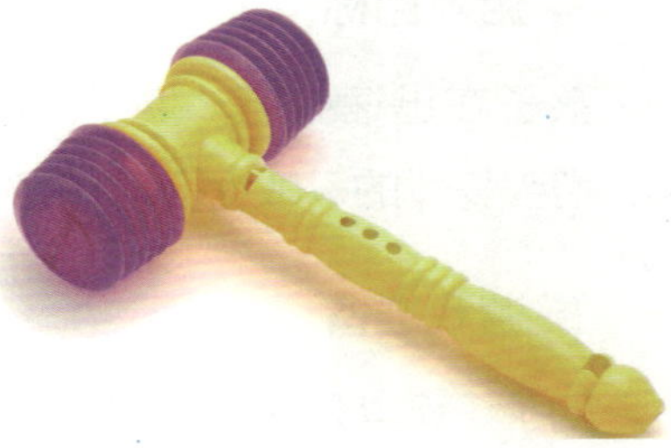

游戏准备

充气塑料锤（或是用纸做一个纸棒）

游戏规则

1.游戏开始前，家长和孩子商量好游戏的地方，固定孩子的活动范围，大约4块大瓷砖那么大的面积。

2.游戏开始时，孩子站在固定范围的正中间，家长手拿“狼牙棒”站在范围外大约1米的地方。家长一边说“气锤狼牙棒，打到你最棒”，一边用“狼牙棒”去打孩子。孩子只能站在规定的范围里迅速躲闪，不要被“狼牙棒”打中。

3.如果被打中，就互相交换角色继续游戏。

游戏延伸

1.家长在选择“狼牙棒”时要注意，充气锤要柔软，气不要冲得太满；纸棒最好用报纸制作。

2.家长在游戏过程中还可以和孩子商量其他的游戏规则，如可以说：“气锤狼牙棒，小诗人最棒！”然后随便说一首孩子熟背的古诗，当说完一句诗的最后一个字时开打，孩子需要迅速躲开，如家长说到“春眠不觉晓，处处闻啼鸟。夜来风雨声，花落知多少”中的“晓、鸟、声、少”时就开打，其他的不打，训练孩子的反应灵敏性。

游戏设计12 保护小尾巴

游戏目标

孩子在迅速躲避“攻击物”的过程中奔跑，可锻炼全身肌肉，增强身体的灵敏度，增进亲子情感。

游戏准备

彩色小纸团

游戏规则

1.游戏开始前，家长和孩子商量好玩游戏的地方，规定好分界线，父母和孩子（最少3人）都参加游戏，抽签决定谁当“攻击手”，谁当“保护者”，谁当“小尾巴”。

2.游戏开始时，“攻击手”站在分界线对面，“小尾巴”站在“保护者”身后拉住“保护者”的衣角，“小尾巴”的手不能松开“保护者”的衣角，如果松开了就算犯规，需要表演一个节目再开始游戏。

3.“攻击手”一边快速移动身体说“攻击小尾巴”，一边把彩色小纸团投向“小尾巴”。“保护者”和“小尾巴”就需要快速反应，躲避彩色小纸团，“保护者”可以大声提醒“小尾巴”：“向左闪！”“向右闪！”“跳起来！”保护好“小尾巴”不被击中。如果被“小尾巴”被击中，就交换角色，变成“攻击者”，游戏继续。

游戏延伸

1.在玩游戏过程中要注意移动的速度不能太快，以免孩子跟不上而摔倒。

2.这个游戏可以全家总动员，人越多越有趣，人多时可以根据多出的人数多设“小尾巴”，但“保护者”和“攻击者”都只有一个。

游戏设计13 打鸭子

游戏目标

培养孩子灵活、敏捷的反应能力。

游戏准备

1个球；三人猜拳决定哪两个是猎人，哪个是鸭子

游戏规则

1.游戏开始前，以两条相距5米的线的中间区域为“湖泊”，“鸭子”在湖里，“猎人”在两条线后的岸上，猎人手中的球为子弹。

2.听到一方家长喊开始后，猎人用球击“湖”中的鸭子，被击中后，鸭子与击中他的猎人交换。

游戏延伸

1.鸭子的活动范围不得离开“湖泊区”，猎人不得进入“湖泊区”。

2.家长要注意球的速度不要过快、过重，最好选择软式排球。

3.家长在游戏中要观察孩子的情绪，适时鼓励和赞扬。

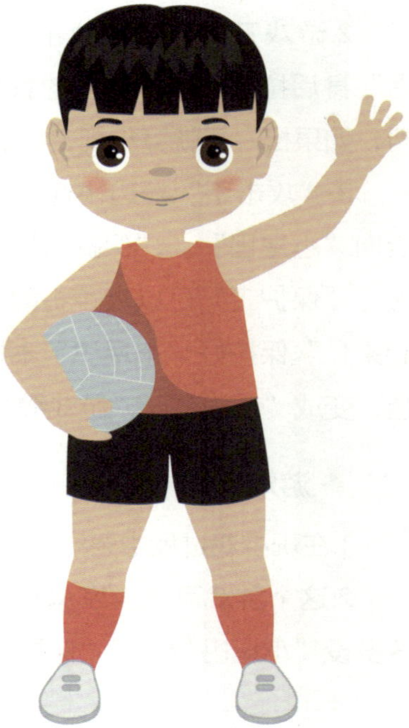

游戏设计14　攻地堡

游戏目标

孩子在玩的过程中，可增强智力，提升灵敏度，以及加快反应速度。

游戏准备

2个呼啦圈；1个球；1条绳子

游戏规则

1.游戏开始前，家长和孩子在同一方向贴好2个呼啦圈作为地堡，另一个方向放置1条绳子围成大圆，作为攻击范围。

2.游戏开始后，孩子做攻方，拿好球，从起点位置想办法绕过守方的堵截，进入攻击区，攻方用球击中地堡，算得1分，守方尽量防止球攻中。当规定时间到达，则攻守转换。

3.积分多的一方获胜。

游戏延伸

1.家长需要提醒孩子注意安全，因为有快速躲闪的动作，建议在木地板或有地毯的地面进行。

2.守方不得进入地堡和攻击区内。

3.根据孩子的实际情况可放大攻击区的范围。

三、身体平衡类游戏

游戏设计 15 站如松

游戏目标

孩子在靠墙站立的过程中展肩、收腹，均匀呼吸，可提升身体的平衡度，增进亲子情感。

游戏准备

计时器（手表、手机等）

游戏规则

1.游戏开始前，家长和孩子选择一面墙，双脚自然打开与肩同宽，脚跟、臀部、背部和后脑勺贴着墙面站立。

2.游戏开始时，家长提示孩子，眼睛平视前方，目光聚焦在一个物体上，身体不要晃动；然后轻轻地闭上双眼，把关注点保持在呼吸上，用鼻子吸气，用嘴巴轻轻呼气。想象自己是一棵大松树，脚掌就像树根深深地、稳稳地扎在地下；身体像挺拔的树干；头顶像茂盛的树冠，蓝天、白云、阳光照耀着身体，感觉到温暖而放松。

3.和孩子一起玩游戏。

游戏延伸

1.家长在游戏时要帮助孩子纠正好站姿，可以播放孩子喜欢的音乐，引导语很重要，可以具体化孩子的想象。

2.家长可以和孩子一起玩这个游戏，站好后，可以一只手拉起来，就像两棵松树，互相传递爱的力量。

游戏设计16 独行侠

游戏目标

孩子单脚蹦跳，单手取物，过程中保持身体平衡，可提升身体的平衡性，增进亲子情感。

游戏准备

1个纸盒；笔5~10支

游戏规则

1.游戏开始前，家长拿着纸盒（或鞋盒），定好起点和终点，隔1米放一支笔，同时清理好活动场地的障碍物。

2.游戏开始时，孩子单脚站立，同边的手背在背后，一只脚抬起，然后蹦跳着一只手去捡摆放在地板上的笔，家长拿着盒子走在孩子前面。孩子把地板上的笔在规定的时间里全部捡到盒子里就获胜。如果抬起的脚落地，游戏重新开始。

3.和孩子一起玩游戏。

游戏延伸

1.家长在游戏时要注意保护孩子，鼓励孩子坚持，同时监督孩子如果脚落地就要返回起点重新开始。

2.放进盒子里的笔可以用生活中很多物品代替，如体积较小的水果——苹果、梨子、橘子等，但也不要太小，便于孩子可以俯身在短时间里准确拿到。

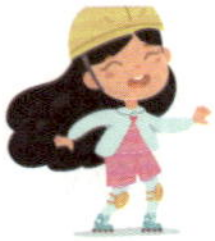

游戏设计 17　行走的手背

游戏目标

孩子用手背运豆子，过程中保持身体平衡，可提升身体的平衡性，增进亲子情感。

游戏准备

一个装有豆子的碗，一个空碗

游戏规则

1.游戏开始前，把一个装有豆子的碗摆在起点，一个空碗摆在终点，两个碗之间最好相距15~20米，商量好游戏时间。

2.游戏开始时，孩子把碗里的豆子尽可能多地摆放到一只手的手背上，然后以最快的速度走到终点摆放的空碗前，把手背上的豆子放进碗里。在规定的时间内把豆子全部转移成功就获胜。

游戏延伸

1.家长在游戏时要保护好孩子，因为孩子在运豆子的过程中，豆子可能会掉到地上，孩子行走速度快，如果踩到豆子，可能会摔倒。

2.家长可以和孩子同时用手背运豆子，也可以增加孩子运豆子的难度，用双手手背运豆子。如果是幼儿，家长还可以在孩子运豆子时说：“金豆豆，银豆豆，放到碗里，熟豆豆。”以此来增加游戏的趣味性。

游戏设计18 开火车

游戏目标

孩子在用手掌撑地前进的过程中，学会调整身体，锻炼手部肌肉，增强身体的平衡性，提升意志力，同时增进亲子情感。

游戏准备

整理出可以活动的空间；打扫干净的地面（或是给孩子准备一双棉质手套）

游戏规则

1.游戏开始时，孩子双手撑地，家长在孩子身后，双手抓住孩子的双脚，家长问："火车谁来开？"孩子答："火车我来开。"然后，孩子双手撑地前行，可以在客厅里打圈前行。

2.家长接着还可以问："火车开多久？""火车开到哪？"孩子可以根据自己的实际情况回答："火车开X分钟。""火车开到XXX（地名）。"家长说："XXX（孩子的名字）你真棒！"

3.在游戏过程中，如果孩子感觉累了，就可以说："火车到站了。"家长答："XXX（地名）欢迎你。"

4.和孩子讨论三个问题：

你"开火车"时感觉到了什么？

你最喜欢"火车"开到哪个地方？

你还想什么时候和爸爸（或是其他亲人）一起玩开火车的游戏？

游戏延伸

1.游戏开始前移开尖锐的物品，游戏时抓紧孩子的双脚，防止摔伤。

2.家长和孩子的对话要灵活处理，可以说一些亲子间开心的事情，但是家长需要以鼓励孩子为主，无论孩子说出什么来，家长都要积极地回应孩子。

游戏设计 19 高高在上

游戏目标

孩子在堆叠的物品上单脚站立，保持身体平衡，可增强身体的平衡性，增进亲子情感。

游戏准备

两个以上的沙发垫（或者瑜伽砖、塑料箱、纸箱等）

游戏规则

1.游戏开始前，孩子把两个以上的沙发垫重叠起来，用手掌按压一下，观察平稳度。

2.游戏开始时，孩子双脚站立在叠好的沙发垫上，找到中心点后收起一只脚，单脚独立，双臂打开，保持身体平衡。

游戏延伸

1.家长在孩子游戏时，可以站在孩子旁边伸开双臂保护孩子，用言语鼓励孩子尽可能地坚持站立，找到平衡点。

2.家长可以和孩子一起玩游戏，看看谁站立的时间长，获胜方可以得到自己喜欢的奖励。

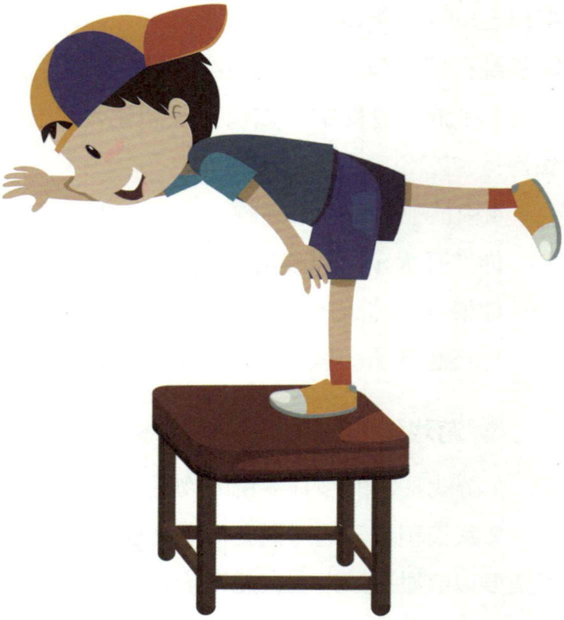

游戏设计20 四点支撑

游戏目标

孩子在支撑的同时，可锻炼四肢的力量，异侧手脚抬起时，可增强身体的平衡能力以及协调能力。

游戏准备

1块瑜伽垫

游戏规则

1.游戏开始时，家长跪立在孩子的一侧，孩子双手手掌和双膝着地，做四点支撑式。

2.家长发出指令“开始”，然后用“左手、右手”的命令语提示孩子抬起相应的手臂，同时孩子的异侧腿也要抬起向后伸直，手臂也要往前伸直，与身体在一条直线。

3.家长帮孩子数数，20次为一组，最少3组。可适当增加组数。

游戏延伸

1.该游戏不受场地限制，瑜伽垫上、沙发上、床上都可进行。

2.在孩子练习过程中，家长要提醒孩子动作是否到位，并且要用积极、鼓励的语言提醒孩子坚持完成。

3.家长在旁做好保护措施。

游戏设计 21 走过独木桥

游戏目标

孩子在走过“独木桥”时，能够锻炼身体的平衡能力，同时也能集中孩子的注意力。

游戏准备

1条小木凳（或者1根窄木条）

游戏规则

1.游戏开始前，清理客厅的杂物，避免出现尖锐物品。然后设定起点，孩子站在起点准备，家长跟随孩子站在一侧，做好保护。

2.游戏开始时，孩子从“独木桥”的起点慢慢走过“独木桥”，到达“尽头”，家长跟随孩子慢慢往前，避免孩子从“独木桥”摔下。

游戏延伸

1.如果家里没有长木凳或者窄木条，也可以在木地板上设置一条木地板作为“独木桥”，要求孩子的脚掌不能越出那一条木地板的线。

2.家长可以设置两条相距一臂距离的“独木桥”，跟孩子手牵手一起走过，增进亲子情感。

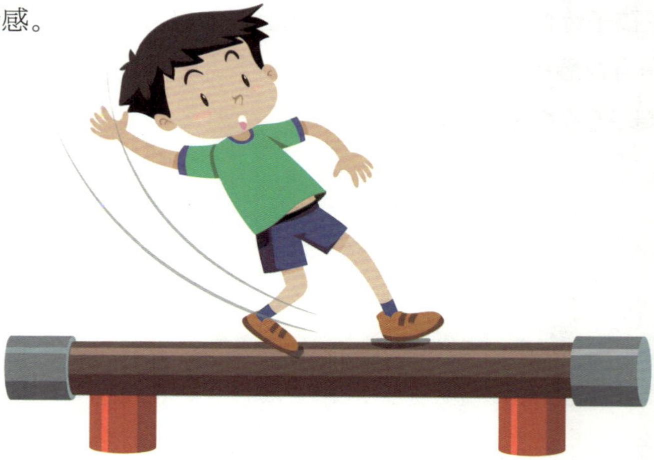

四、运动精准类游戏

游戏设计22 雪花飘飘

游戏目标

孩子用手去接空中飘落的“雪花”，在奔跑移动身体的过程中，可锻炼协调性和精准度，同时提升注意力和增进亲子情感。

游戏准备

盒子；白色碎纸片（白纸或是卫生纸）

游戏规则

1.游戏开始前，家长站在高处（沙发、椅子等上），手里拿着装有白色碎纸片的盒子，孩子面对家长站好。

2.游戏开始时，家长一边往高处抛撒白色碎纸片，一边大声说：“下雪啦！下雪啦！”孩子要尽可能多地去接“雪花”，把接住的“雪花”放进另一个盒子里。

游戏延伸

1.家长可以一次少抛一点碎纸片，一是增加游戏次数，二是减少孩子没有接住后产生的挫败感。

2.家长和孩子还可以把接住的“雪花”在一张纸上拼成一幅画，并涂上美丽的颜色，给画取一个好听的名字，然后贴在显眼的地方，增加孩子的喜悦感和成就感。

游戏设计 23 百发百中

游戏目标

孩子拿桶去接乒乓球，在奔跑的过程中，可锻炼身体的协调性和精准度，同时提升注意力和增进亲子情感。

游戏准备

桶；乒乓球

游戏规则

1.游戏开始前，家长拿着乒乓球站在孩子的对面，两人之间距离为4~5米，孩子拿着桶站好。家长和孩子商量出双方都能接受的“甜蜜惩罚”，如亲吻、捶背等。

2.游戏开始时，家长一边往孩子前面的不同方位抛出乒乓球，一边大声说：“炮弹发射！”孩子一边双手举着桶去接乒乓球，一边大声说：“成功防御！”孩子接住了乒乓球，家长接受“甜蜜惩罚”；孩子没有接住乒乓球，孩子接受“甜蜜惩罚”。

游戏延伸

1.家长在抛乒乓球时要注意力度和方位，不要太用力，抛得太远；方位可以声东击西，增加孩子接住球的难度，同时也可以增强趣味性。

2.家长和孩子还可以用水彩笔在乒乓球上画可爱的卡通形象，给它取一个好听的名字，摆放在孩子的房间。

游戏设计24 圈住礼物

游戏目标

孩子拿“纸匿”去套礼物的过程中，可锻炼身体协调性和精准度，同时提升注意力和增进亲子情感。

游戏准备

纸圈；礼物

游戏规则

1.游戏开始前，家长和孩子一起制作“纸圈”和“礼物”。用A4纸卷成小棍，把两头粘贴好做成“纸圈”；也可以把一些纸筒的底部或是吃蛋糕的纸盘，用剪刀剪成“纸圈”。“礼物”可以根据孩子的年龄特点和心理需求来准备，最简单的就是把A4纸分成4份，然后剪成一颗颗爱心，在每颗爱心里写上孩子喜欢的话或是画上孩子喜欢的画。

2.游戏开始时，孩子手拿“纸圈”，站在距离“礼物”最少1米的地方，用“纸圈”套“礼物”，直到“礼物”都被套取成功，游戏结束。

游戏延伸

1.家长可以有目的地引导孩子用纸制作“礼物”，根据孩子的实际能力来确定，不要在乎“礼物”制作得是否精美，而要在乎孩子制作“礼物”的过程是否开心。

2.游戏结束后，家长可以问孩子：“套住这么多礼物，你的心情怎样？”“你想把这些‘礼物’送给谁？”“‘礼物’送出后，你想听到他/她对你说什么？”然后和孩子一起把“礼物”送出。

游戏设计25 拾金不昧

游戏目标

孩子把硬币投入塑料罐的过程中，可锻炼协调性和精准度，同时提升注意力和增进亲子情感。

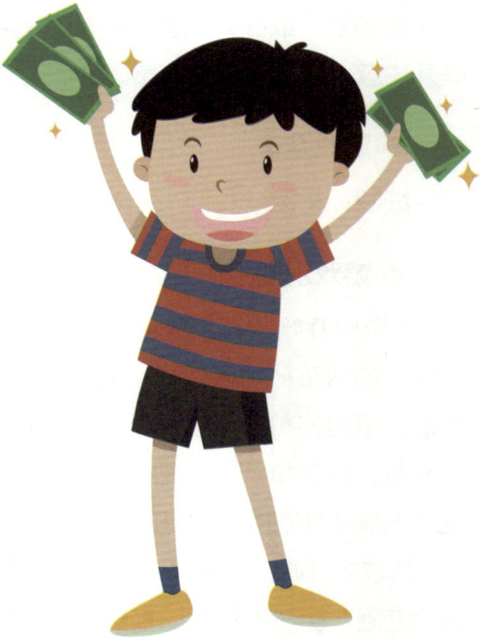

游戏准备

硬币若干；塑料罐

游戏规则

1.游戏开始前，家长准备好硬币若干（或是把纸币卷起，然后用橡皮筋扎好），和孩子一起确定一根线，把塑料罐摆放在距离这根线1米的地方，孩子站在线的后面。

2.游戏开始时，孩子把准备好的硬币一一投掷进塑料罐，没有投进的硬币由家长捡回来，孩子继续投，直到硬币全部投完，游戏结束。

游戏延伸

1.家长可以根据孩子的实际能力适当调整投掷的距离；如果塑料罐入口小了，也可以换成小盆或是鞋盒等。

2.游戏结束后，家长可以对孩子说：“我们一起来数数硬币一共有多少。”“这些硬币都属于你了，你打算怎么使用它们？”然后和孩子一起制作一个“钱导图”。

游戏设计26 世界在心中

游戏目标

孩子在固定的圈里拍球，锻炼协调性和精准度，同时提升注意力和增进亲子情感。

游戏准备

篮球；呼啦圈（或是用胶带围成一个圈）

游戏规则

1.游戏开始前，家长摆好呼啦圈，或是和孩子一起用胶带围成一个圈，孩子拿着篮球站在圈外。

2.游戏开始时，孩子在呼啦圈里拍球，但是人不能走进呼啦圈，球也不能拍出呼啦圈，家长给孩子计时拍球，看看在相同的时间里，孩子一次最多可以拍多少个球。

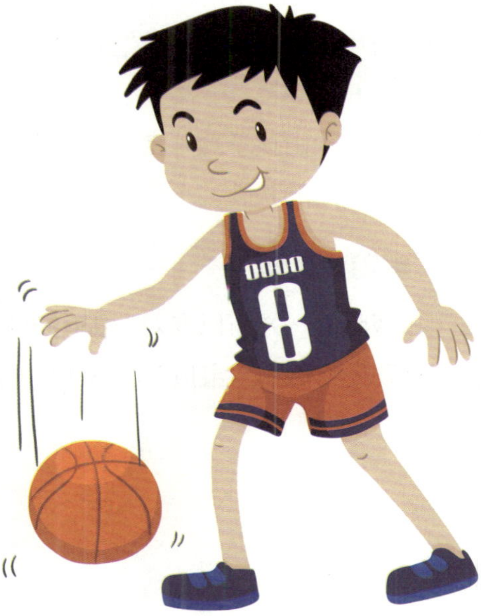

游戏延伸

1.家长在孩子拍球的过程中需要注意孩子的安全，以免篮球拍在呼啦圈上反弹到孩子身上，还要注意拍球不要影响到邻里。

2.游戏结束后，家长可以问孩子：“一次可以拍这么多个球，你的心情怎样？”“你是怎样做到把球控制在呼啦圈内的？”分享孩子专注的喜悦。

游戏设计 27 寻宝之旅

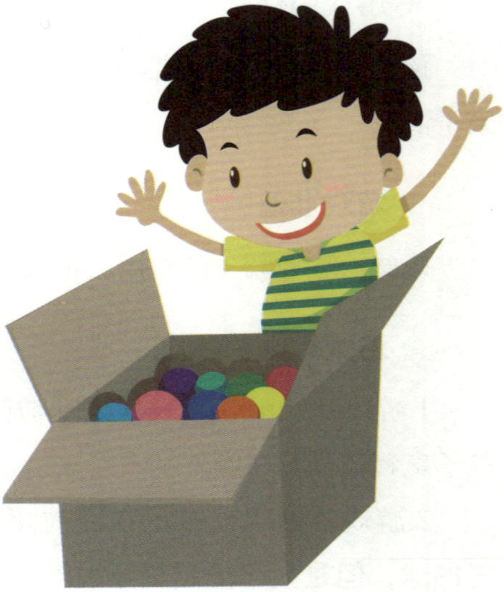

游戏目标

锻炼孩子的注意力、观察能力。

游戏准备

玩偶（或玩具）

游戏规则

1.游戏开始前，先与孩子强调好规则，共同选择“宝贝”。并将系列玩偶或玩具“宝贝”藏在家中的各个角落。

2.当家长说“游戏开始”，孩子迅速在家中找出藏在家中的“宝贝”。家长进行计时。

3.第二轮由孩子藏“宝贝”，家长寻宝。由孩子计时。

4.用时短的获胜。

游戏延伸

1.获胜的一方可以向对方提出一个合理的要求，得到奖励。

2.要先将藏的“宝贝”与孩子明确下来，避免其他玩具或玩偶影响游戏。

游戏设计28 许愿桶

游戏目标

孩子在投掷过程中，可锻炼手臂的力量以及提高投掷的精准度，增进亲子情感。

游戏准备

4~5个纸团（或未开封的纸巾）；1个小桶

游戏规则

1.游戏开始前，家长和孩子坐在距离小桶3~5米的位置，前面摆放同样数量的纸团（纸巾），家长和孩子猜拳决定投掷顺序。

2.游戏开始时，猜拳赢的先投，投之前说出一个心愿，如果投进则另一人要帮投进的人完成心愿，没投进则该心愿不完成，可在下一轮中继续许愿。不论是否投进，都不能连续投，家长和孩子要依次进行。

游戏延伸

1.纸团不能太大，孩子的手掌握住即可。

2.记录需要完成的心愿，游戏结束后，家长和孩子一起完成，为家庭带来欢乐。

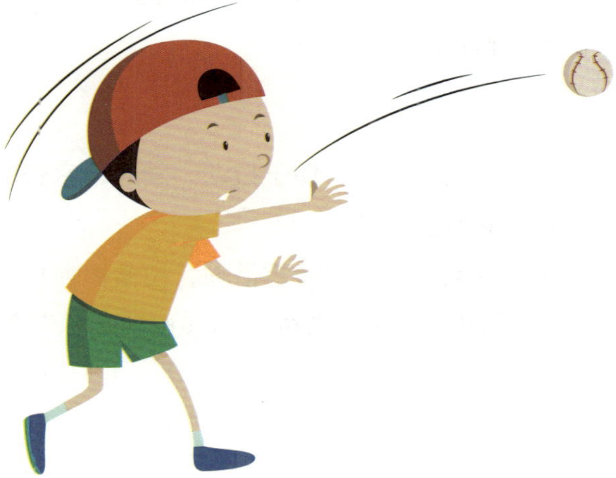

五、对抗合作类游戏

游戏设计 29 拉雪橇

游戏目标

孩子坐在毯子上往后使力，可锻炼手臂力量，同时提升意志力和增进亲子情感。

游戏准备

毯子（或是长围巾）

游戏规则

1.游戏开始前，家长准备好家中不打算再用的旧毯子或是长围巾，和孩子一起清理好客厅，腾出游戏空间。同时规定好游戏的起点和终点。

2.游戏开始时，家长用手拉着毯子的一端，另一端平铺在地上，孩子面对着家长，坐在平铺的毯子上，双手紧紧抓住毯子的两边，然后身体用力往后靠。家长一边往后退，一边奋力拉动孩子坐的毯子。孩子身体不能离开毯子，如果离开，游戏重新开始。

游戏延伸

1.家长准备的毯子厚度要适中，便于拉动。同时，家长的力度不要太过猛烈，感受到孩子对抗的力量就好。

2.游戏中，家长可以问孩子："拉雪橇啦，拉雪橇啦！宝贝坐在雪橇上感觉怎么样？""什么时候我坐在雪橇上你来拉我呢？"帮助孩子学会感恩，表达爱。

游戏设计30 打雪仗

游戏目标

孩子在投掷、躲闪过程中，可锻炼手臂力量和身体灵活性，同时增进亲子情感。

游戏准备

废报纸（或是卫生纸）

游戏规则

1.游戏开始前，家长和孩子一起，把每张废报纸分成4份，揉成团，做成“雪球”，放在规定好的游戏区域的中央，家长和孩子隔着“雪球”面对面站好。

2.游戏开始时，家长说“开始”，家长和孩子就蹲下身子捡起“雪球”，向对方投掷，此时要快速躲闪，避免被“雪球”砸中。

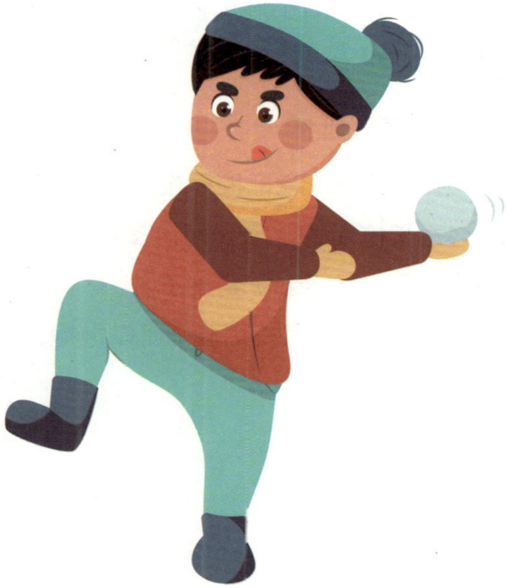

游戏延伸

1.家长和孩子一起做“雪球”时要注意，不要把纸团捏得太紧实，纸团紧实后会比较硬，容易碰伤孩子。同时注意尽量不要往对方的脸上去砸，要提醒孩子注意安全，具有保护自己的意识。

2.游戏后，家长和孩子一起打扫“战场”，“雪球”要按照垃圾分类来投放，提升孩子环保意识。

游戏设计 31 十万马力

游戏目标

孩子在身体碰撞过程中，可锻炼腹部力量，增进亲子情感。

游戏准备

厚一点的地毯（或是地垫、柔软的靠垫）

游戏规则

1.游戏开始前，家长和孩子一起铺好地垫，站在地垫上，周围硬物清理干净，然后穿一件宽大的衣服，把柔软的靠垫塞在衣服里腹部的位置固定好，双方商量好游戏规则，如三局两胜等。

2.游戏开始时，双方说一句“请多多关照”，然后一边用腹部的力量去撞击对方，一边不停地大声说：“我有十万马力！”游戏中不能使用身体其他部位，如头、脚、肩等，直到一方被撞击倒地为止，游戏再重新开始。

游戏延伸

1.家长要注意把控撞击力度，不要太用力，一般来说，孩子的力量是无法与家长抗衡的，家长可以多试几次，将力量调整为合适大小，既锻炼了孩子的力量，又不会伤到孩子。

2.游戏后，家长和孩子可以抱抱，告诉孩子友谊第一，比赛第二。

游戏设计32 铁头功

游戏目标

孩子在头顶对抗的过程中使力，可锻炼全身力量，增进亲子情感。

游戏准备

地毯（或是地垫）

游戏规则

1.游戏开始前，家长和孩子一起铺好地垫，跪坐在地垫上，周围硬物清理干净，双方可以商量好游戏规则，如三局两胜等。

2.游戏开始时，家长说一句“比武开始”，然后双方低头，双手交叉抱在胸前，头顶碰在一起用力对抗，直到一方被顶倒，游戏再重新开始。

游戏延伸

1.家长要注意把控力度，不要太用力，双方被顶倒在地时都要注意保护好自己，不要伤到身体。双方头顶上也可以包一条毛巾，便于更好地用力。

2.游戏后，家长和孩子可以拥抱，告诉孩子友谊第一，比赛第二。

游戏设计 33 魔法棒

游戏目标

孩子在击球过程中用力跳跃，锻炼全身力量的同时可增强身体灵活性，增进亲子情感。

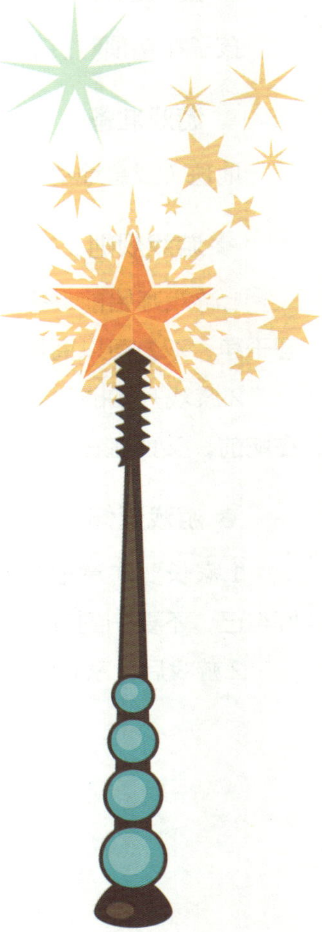

游戏准备

矿泉水瓶；乒乓球；布条（或是卫生纸、彩笔）

游戏规则

1.游戏开始前，家长和孩子一起清理好活动场所中容易被击倒或是击碎的物品。然后制作魔法棒，用布条把矿泉水瓶包裹起来，用彩笔画上孩子喜欢的花纹。魔法棒制作好后，家长和孩子相距5米以上面对面站好。

2.游戏开始时，家长说一句："黑暗星球攻击！"然后向孩子抛出乒乓球；孩子说一句："魔法反击！"用矿泉水瓶去打乒乓球，把它阻挡回去。家长要记住，在规定的时间里孩子阻击的次数。

游戏延伸

1.家长向孩子抛出乒乓球时，注意把控力度和方位，能够训练孩子的力量和灵活性就可以了。

2.游戏后，"魔法棒"中可以装一些豆子当沙锤使用，家长和孩子一起举行一个仪式，庆祝"魔法棒"反击成功。

游戏设计34 神奇织布机

游戏目标

孩子通过蹲、起的动作，可锻炼下肢的力量，同时与家长在合作的过程中，增进亲子感情。

游戏准备

空旷的客厅

游戏规则

1.游戏开始前，把客厅清理出一片场地，参与游戏的人手拉手围成一个圈，从一人开始围圈报数，单数的人蹲下、双数的人站好，做好游戏准备。

2.家长一方发出“开始”的口令，单数的人站起，双数的人蹲下，并且连续进行蹲起动作，但是要求不能单双数同时起、同时蹲。如果出现同时起、同时蹲的情况则挑战失败。计时1分钟，挑战成功则奖励一个拥抱，并一起欢呼：“我是神奇织布机！”

游戏延伸

1.要做出织布机上下起伏的状态。

2.如果多次未挑战成功，家长可以用语言提醒孩子——“上、下、上、下”，以此降低难度。

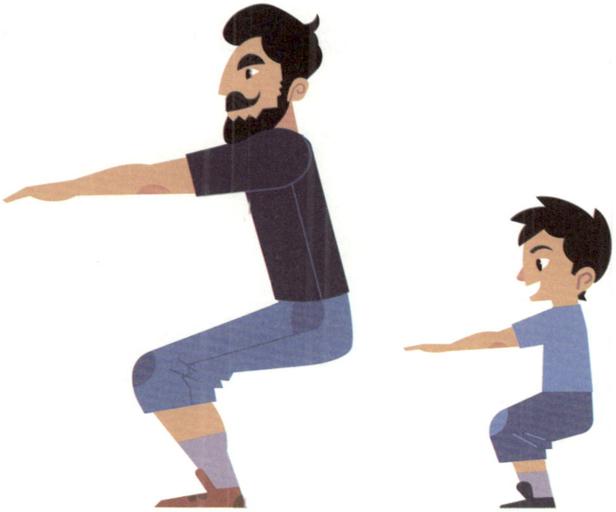

游戏设计 35 花样拔萝卜

游戏目标

通过对抗的方式，锻炼孩子核心和手臂的力量。

游戏准备

1块瑜伽垫；1条毛巾

游戏规则

1.游戏开始前，家长和孩子一起清理客厅的杂物，把客厅清理出一块活动区域。孩子和家长屈膝躺在瑜伽垫上，脚尖对脚尖。一人拉住毛巾的一端，做好游戏准备。

2.游戏开始时，家长发令“游戏开始”，两人尽力将对方拉起来，然后慢慢躺下，计时1分钟，看能起来多少次。间歇1分钟，完成至少3组。

游戏延伸

1.设置“爱的语言”，每次拉起之后，给对方一个爱的鼓励。

2.游戏结束后，可以适当地拉伸腹部的肌肉。

第六节 障碍类游戏

游戏设计36 游刃有余

游戏目标

孩子在跑步前进中绕过障碍物，可锻炼身体的灵敏性和反应速度，增进亲子情感。

游戏准备

4~5个沙发靠垫

游戏规则

1.游戏开始前，家长和孩子一起清理活动场所，清扫地板，把靠垫间隔1米距离错落摆放好，整个长度为8~15米，规定好起点和终点。

2.游戏开始时，家长一边说“预备－开始”，一边给孩子计时。孩子听到口令后绕着靠垫以“S”形奔跑，到终点后马上返回。孩子可以多跑几次，家长帮助孩子计时，看看跑得最快的一次时间是多少。

游戏延伸

1.家长要监督孩子不能碰到靠垫，如果碰到了就需要回到起点重新开始游戏，培养孩子的规则意识。

2.家长还可以根据孩子的实际情况，在游戏中增加难度，在终点设置一个跳跃摸物的环节，孩子跑到终点后跳起来触摸门的上框边沿或是窗户的上框边沿，或者是墙上方的一个位置。

游戏设计 37 滚动的世界

游戏目标

孩子滚球绕障碍物前行，可锻炼身体的灵敏性和反应速度，增进亲子情感。

游戏准备

1个棍子；1个球；4~5张椅子

游戏规则

1.游戏开始前，家长和孩子一起清理活动场所，把椅子间隔1米距离错落摆放好，整个长度为8~15米，规定好起点和终点。

2.游戏开始时，家长一边说“开始”，一边给孩子计时。孩子听到口令后用棍子拨动球绕着椅子“S”形前行，到终点后马上又拨球返回。前进过程中不能碰到椅子，如果碰到了椅子就需要回到起点重新开始。

游戏延伸

1.家长要提醒孩子，球不能碰触椅子，培养孩子遵守规则的意义。篮球、足球、小皮球或者气球都可以，甚至于可以动手做纸球。可以把拖把头、扫把头取下来当作棍子使用。

2.游戏中还可以增加难度，一次拨动两个球前行。

游戏设计38 颠球倒行

游戏目标

孩子用拍子颠乒乓球倒行，锻炼身体的灵敏性和胆量，增进亲子情感。

游戏准备

乒乓球；球拍

游戏规则

1.游戏开始前，家长和孩子一起清理活动场所，规定好起点和终点。

2.游戏开始时，家长说“开始”，孩子听到口令后就一边颠球一边倒退行走，到终点后马上转身继续倒退返回。倒退行走过程中球不能落地，如果球落地了就需要回到起点重新开始。家长可以帮孩子数颠球的次数。

游戏延伸

1.在孩子倒退时，家长要保护好孩子，活动场所要清理好障碍物，最好是在地垫上做游戏。

2.家长还可以根据孩子的实际情况，在游戏中增加难度，孩子双手握紧，用小臂颠排球倒行。

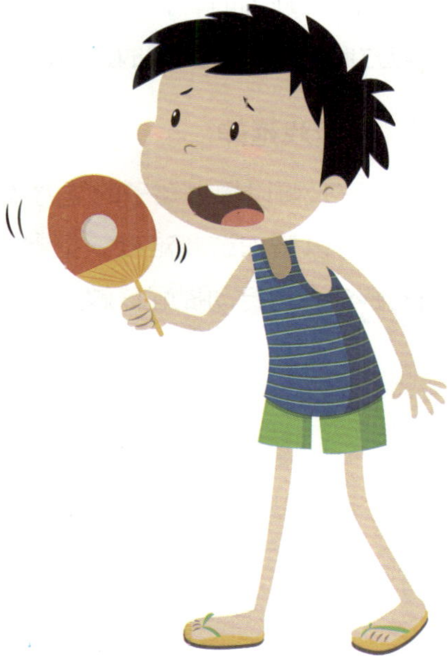

游戏设计 39 两人三足过障碍

游戏目标

孩子在游戏过程中要和家长做好配合，培养团结协作的能力，通过障碍时能锻炼孩子的判断能力。

游戏准备

1条毛巾；2~3个障碍物（书本、桶、拖鞋等都可）

游戏规则

1.游戏开始前，清理出客厅的活动空间，用障碍物打造游戏跑道，定好规则，第一个障碍物要求跨过去，第二个障碍物要求绕过去，第三个障碍物要求跳过去。然后孩子的脚与家长相邻的脚用毛巾绑在一起，做好游戏准备。另一位家长计时。

2.游戏开始时，计时员发出“开始”的口令，参与游戏的两人按要求往终点方向进发。记录用时最少的成绩，下次再进行时，作为挑战目标。

游戏延伸

1.家长可以根据孩子的能力放置相应的障碍物。

2.可以增加游戏难度，把参与游戏的其中一个人的眼睛蒙起来，可以看到的游戏者用行动提醒该做出什么反应。

游戏设计40 运送小猪

游戏目标

通过游戏，锻炼孩子的注意力和灵敏性。

游戏准备

乒乓球10个；乒乓球拍2个；障碍物2个（4把椅子）

游戏规则

1.游戏开始前，参与游戏者一手拿拍，每人的起点处放置5个乒乓球，作为游戏中的“小猪”。在起点到终点的“跑道”上放置2把凳子，作为“拦路虎”，游戏者需要绕过“拦路虎”。

2.游戏开始后，参与者将一只“小猪”放置在乒乓球拍上面，不能用手扶“小猪”。然后快速绕过“拦路虎”到达终点，放在终点处，再跑回起点，运送第二只“小猪”，一直到全部运送完毕，最早运完的为胜。

游戏延伸

1.作为障碍物的凳子最好包住边，注意不要有尖锐的角，不能使孩子磕碰。

2.家长在游戏前可以跟孩子讲“小猪遇上拦路虎”的故事，激发孩子“运送小猪”的热情和积极性。

游戏设计 41 欢乐蹦蹦跳

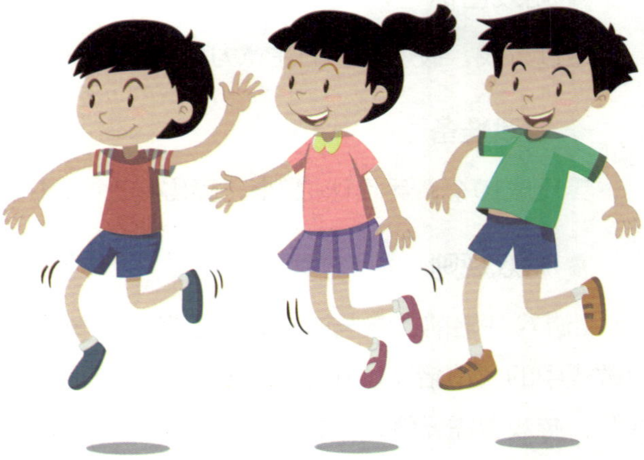

游戏目标

孩子在蹦蹦跳跳的过程中，可锻炼下肢力量，在躲避障碍的过程中，可锻炼孩子的灵敏度。

游戏准备

书本若干（小本）

游戏规则

1.游戏开始前，孩子和家长一起清理客厅的杂物，做出一条“欢乐彩虹跑道”，设置跑道的起点和终点。

2.游戏开始时，孩子双手叉腰，双脚并拢，蹦蹦跳跳地往终点前进，家长在终点的固定位置往孩子跳动的方向扔出障碍物（书本），使书本在地面滑向孩子的方向，孩子要做出躲闪的动作。蹦跳的时候可以唱儿歌：“欢乐蹦蹦跳，你跳我也跳，跳、跳、跳跳跳，你高我也高！”

游戏延伸

1.如果书本不好滑行，也可以选用其他障碍物，家里的布娃娃、小球……在保证物品不伤到孩子的情况下都可以。

2.家长也可以上跑道，让孩子给家长制造障碍，可以锻炼孩子的精准度。

游戏设计42 风火轮

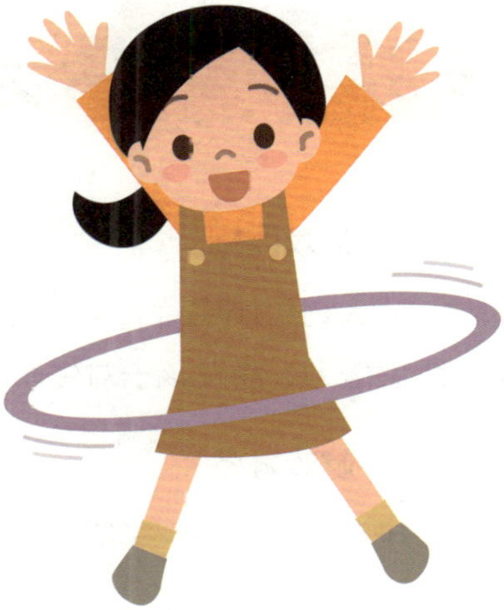

游戏目标

在通过障碍的游戏中，锻炼孩子的灵敏度，与家长的合作也可以培养孩团结互助的精神。

游戏准备

呼啦圈两个；障碍物两个（柔软的物品都可以）

游戏规则

1.游戏开始前，家长和孩子一起设置障碍物，可以让孩子发挥想象，看看障碍物怎么设置，也可以让孩子画好动物的图片，作为穿越大森林的凶猛动物。

2.游戏开始时，家长和孩子用一个呼啦圈套在一起，第二人和第三人用第二个呼啦圈套在一起，三人“坐着风火轮”向大森林进发，遇到第一个“大老虎”时，三人要在“大老虎”面前同时做3个蹲起，“大老虎”才能被打败。完成后，行进到“大狮子”跟前，三人要同时跳起5次，才能打败“大狮子”，最后到达终点，家长要和孩子说：“孩子，我们真勇敢，我们一起努力打败了森林之王，我们挑战成功了。”

游戏延伸

1.家长在游戏前跟孩子讲讲森林的故事，能让孩子更好地融入游戏。

2.可以让孩子作为第一个“领路人”，鼓励孩子勇敢挑战。

3.根据实际情况，可以调整打败“狮子”和“老虎”的条件，可增加蹲和跳的次数。

七、亲近大自然类游戏

游戏设计 43 大树名片

游戏目标

给大树绘制名片，可锻炼手部肌肉，发展精细动作能力，同时培养孩子的观察能力，激发孩子对生命的热爱，增进亲子情感。

游戏准备

手机；硬卡纸；彩笔

游戏规则

1.游戏开始前，家长和孩子在家中把硬卡纸剪成孩子喜欢的形状，然后带上手机、剪好形状的硬卡纸、彩笔、线，到小区或院子里寻找孩子喜欢的大树。

2.孩子用手机通过拍照识物，了解自己喜欢的大树科属及寓意。

3.孩子给自己喜欢的大树设计名片，名片文字内容包括“大树名、科属、寓意”和“我想说的话”，然后再画出大树的样子，为它涂上美丽的颜色。

游戏延伸

1.孩子找到自己喜欢的大树后，家长可以问问孩子为什么会喜欢这棵大树，再让孩子给自己喜欢的大树取一个好听的名字。

2.家长和孩子回到家里后，还可以想办法把大树名片放进塑料套中密封好，收藏起来。

游戏设计44 亲亲大树

游戏目标

孩子在拥抱大树的过程中，可锻炼手部肌肉，发展精细动作能力，同时培养观察能力，激发对生命的热爱，增进亲子情感。

游戏准备

穿上舒适的衣裤和鞋

游戏规则

1.游戏开始前，家长和孩子在室外找到一棵大树，并且大树下要有人可以站立的地方。

2.家长和孩子用手轻轻抚摸大树的树干，家长可以问孩子触摸的感受。

3.家长鼓励孩子张开双手拥抱大树的树干，并问孩子的感受。如果树干太粗，家长和孩子可以手拉手一起拥抱大树。

游戏延伸

1.家长可以问孩子触摸树皮的感受，还可以问孩子“有哪些发现”“大树是靠什么生长的”“这棵大树怎么会生长在这里的”等问题。

2.家长还可以鼓励孩子跳起来去触摸大树的枝叶，问孩子想对大树说什么。

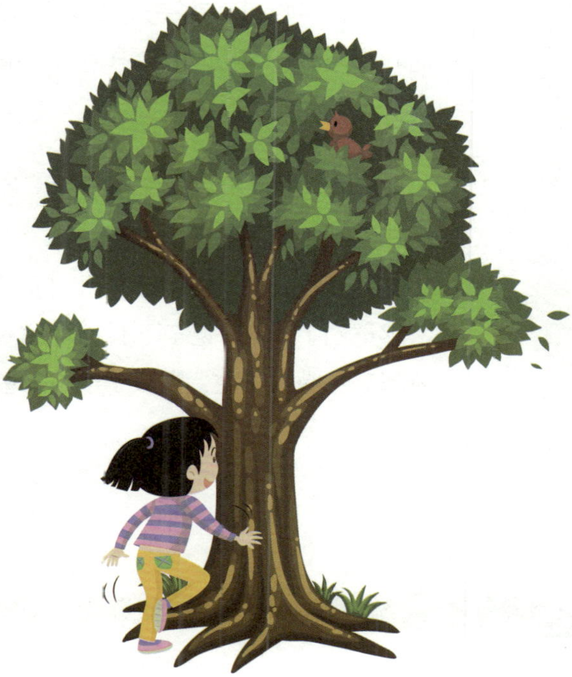

游戏设计 45 欢踩落叶

游戏目标

孩子在用力踩落叶的过程中，可锻炼腿部肌肉，同时提升感知能力，增进亲子情感。

游戏准备

穿舒适的衣裤和鞋

游戏规则

1.游戏开始前，家长和孩子来到有厚厚的落叶的树林里。如果树林里的落叶不够厚实，家长和孩子可以多捡一些落叶堆放在一起，增加小范围落叶的厚度。

2.游戏开始时，孩子双脚快速移动踩树林里的落叶，也可以跳起来用脚踩落叶，家长还可以和孩子手拉手一起跳起来踩落叶。

游戏延伸

1.家长需要保护好孩子的安全，家长须注意清理藏在落叶中的石头等尖锐物品。

2.家长在孩子踩落叶时可以问孩子听到了什么，感觉到了什么，想到了什么。家长还可以让孩子捧起落叶撒向天空，为孩子拍下一些精彩瞬间。

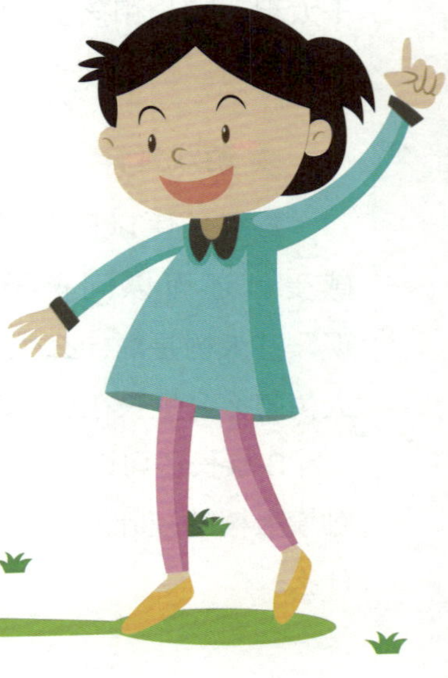

游戏设计 46 草地欢滚

游戏目标

孩子在草坡躺着滚动的过程中，可锻炼身体平衡性，增进亲子情感。

游戏准备

穿舒适的衣裤和鞋

游戏规则

1.游戏开始前，家长和孩子需在野外找到一面草坡，清理干净草面和草坡下的石头等硬物，以免孩子滚动时受伤。

2.游戏开始时，家长站在草坡下面做好保护措施，孩子站在草坡上面躺下，双手交叉抱在胸前，双脚并拢，头微微抬起不要接触草地。家长说“开始”，孩子就躺着从草坡上滚下来。

游戏延伸

1.家长要做好孩子的保护措施，鼓励孩子克服害怕的情绪。

2.游戏中，家长还可以抱着孩子躺下，一起从草坡上滚下来，既可以减轻孩子的恐惧，又能增添亲子间的欢乐。

游戏设计 47 搭石塔

游戏目标

孩子在搭高石块的过程中，可锻炼手部肌肉，提升精细动作能力和判断力，增进亲子情感。

游戏准备

穿舒适的衣裤和鞋

游戏规则

1.游戏开始前，家长和孩子在野外寻找石头，注意要找一些大小不一的小石块，多找一些堆放好。

2.游戏开始时，家长指导孩子搭石塔，石塔要想搭高，下面要放多一些石头，大石头要放在下面，越往上搭就要放少一点、小一点的石头。石塔可以搭成圆形、方形、三角形等不同的形状。

游戏延伸

1.家长注意做好孩子的保护措施，有小石头的地方一般是河滩上、树林里，告诉孩子危险的地方不要去。

2.游戏中，家长还可以和孩子比赛搭石塔，看谁的石塔搭得高、搭得稳。石塔搭好后还可以给石塔取一个好听的名字，并且和石塔合影留念。

游戏设计48 快乐喷泉

游戏目标

孩子在玩自制喷泉的过程中，锻炼手部肌肉，提升身体平衡性和灵敏性，增进亲子情感。

游戏准备

塑料瓶

游戏规则

1.游戏开始前，家长和孩子在家里找到空的塑料瓶，最好是小的矿泉水瓶，在塑料瓶的靠下部三分之一处扎若干个小孔。然后带着扎了小孔的塑料瓶到室外找到水源。

2.游戏开始时，孩子把塑料瓶装满水，塑料瓶下方的小孔中就会流出小水柱，变成一个小喷泉。孩子可以拿着“小喷泉”转圈圈，在炎热夏天享受水花带来的清凉感受。

游戏延伸

1.这个游戏最好在夏天进行，以免孩子在玩“小喷泉”时把衣裤、鞋子打湿后着凉，而且游戏结束后要马上回家洗澡，换上干净的衣服。

2.家长还可以和孩子一起玩“喷泉大战”，尽情在夏日里享受玩水的快乐。

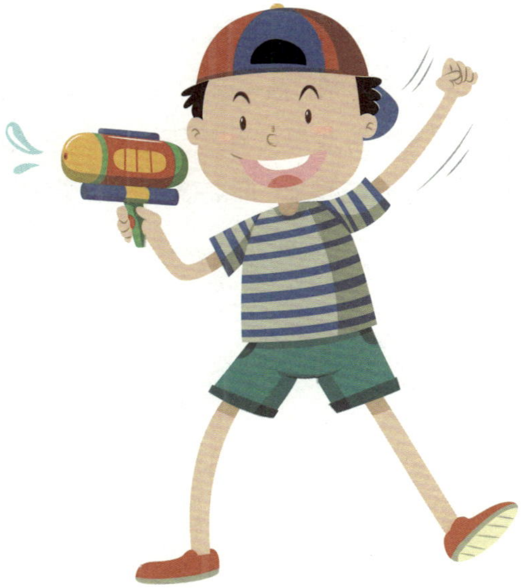

游戏设计 49 水球大战

游戏目标

孩子在击打水球的过程中，可锻炼全身肌肉，提升弹跳力，增进亲子情感。

游戏准备

气球；报纸；绳子

游戏规则

1.游戏开始前，家长和孩子带上气球到室外找到水源，然后把气球装满水，打结密封好，再系好挂在高处的绳子上。把报纸卷成一根长棒子状，用来打击水球。

2.游戏开始时，孩子手拿纸棒，跳起来打击挂在高处的水球，看在多长时间里把挂在高处的水球全部打破。

游戏延伸

1.家长要提醒孩子跳起来打水球时注意安全，不要摔倒受伤。

2.这个游戏最好在夏天进行，家长可以和孩子一起打水球，享受水球被打破、水洒在身上的清凉感觉，一定是爽极了。

游戏设计50 神奇沙画

游戏目标

孩子在画沙画的过程中，可锻炼手部肌肉，提升精细动作能力和手眼协调能力，增进亲子情感。

游戏准备

树枝

游戏规则

1.游戏开始前，家长和孩子来到室外找到沙堆或是沙坑，并且找到两根树枝。

2.游戏开始时，孩子拿着树枝随意地在沙子上画画，也可以和家长一起商量着画，画出自己喜欢的画就好。

游戏延伸

1.家长要提醒孩子注意安全，画画时不能把沙子扬起来，更不能用沾有沙粒的手去擦眼睛，以免沙子进入眼睛。

2.家长还可以和孩子一起玩“你说我画”的游戏，就是一方说一个事物，另一方就把它画出来，画得不好没关系，只要大胆地画出来就好。家长要鼓励孩子大胆地画画，增加孩子的自信心。

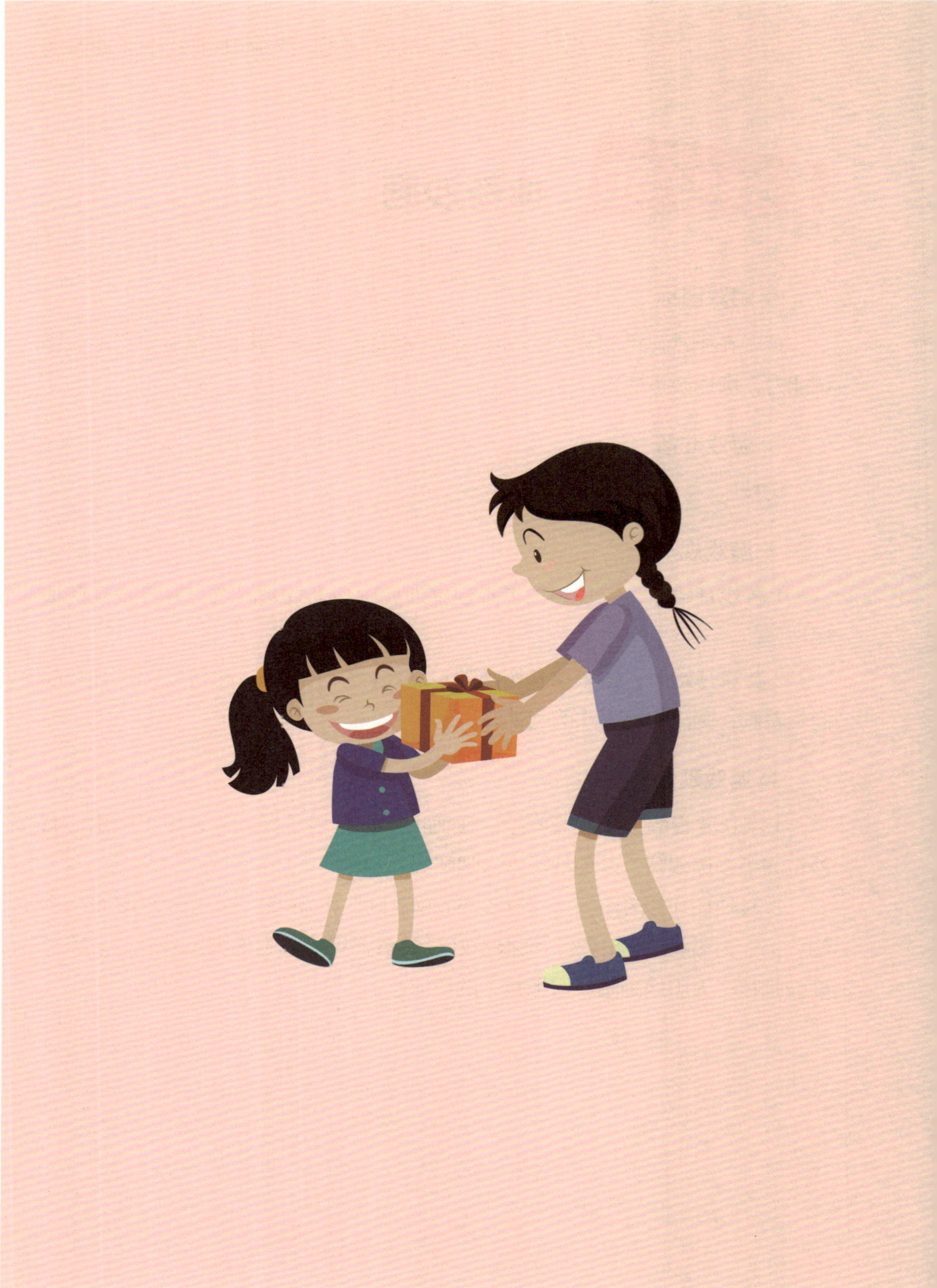

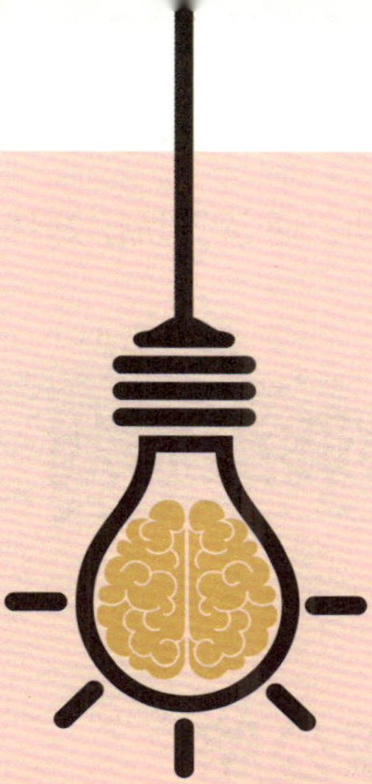

第三章
7~9 岁学龄初期亲子运动游戏

入学后的孩子有了学业压力，学习之余和家长一起玩运动游戏，不但能缓解孩子的紧张情绪，还能营造温馨的家庭氛围，提高孩子的身体素质，提升孩子的学习效率，让孩子依然保持着爱玩的童心，激发创造力。

一、肢体协调类游戏

游戏设计 1 趣球公路

游戏目标

孩子在游戏过程中可锻炼身体的协调能力，锻炼肺活量，同时提升视觉注意力。

游戏准备

空地；吸管；乒乓球

游戏规则

1.游戏开始前，在客厅内寻找一块空地，家长与孩子用胶带或白纸在地面拼出两条地面公路。

2.家中一名家长发出“开始”的指令后，另一名家长与孩子迅速用吸管吹动乒乓球，从公路起点出发。

3.如果吹出公路则要求从起点重新出发，顺利到达公路终点则游戏结束。

4.获胜者可以接受一次来自对方的爱心按摩。

游戏延伸

1.两条地面公路长度要一致，公路可以有曲折部分，增加一定难度。

2.家长可以在孩子进行游戏过程中不断地为其加油鼓劲，让孩子获得积极信念，积极解决问题。

3.最后游戏的双方各自给对方按摩一次，同样能增进亲子关系。

游戏设计2 猴子取桃

游戏目标

提升孩子处理问题的能力，增加亲子间的沟通。

游戏准备

水桶；乒乓球10个；1米的勺子（勺子和筷子绑一起组成）；眼罩

游戏规则

1.第一轮，双脚站立，站在距离水桶80厘米的地方，用1米的勺子从水桶里面将“桃”（乒乓球）捞出。

2.第二轮，单脚站立，捞取乒乓球。

3.家长与孩子进行比赛。单脚游戏中，如果双脚着地就戴上眼罩，由不参与比赛的家人进行语言指导。

4.记录捞出时间。用时短者获胜。

游戏延伸

1.单脚站立考验孩子的平衡能力，家长要在第二轮保证孩子的身体安全和环境安全。

2.蒙眼可以考验亲子之间的沟通能力和相互了解程度。

游戏设计 3 手脚并用

游戏目标

通过手脚在地面的支撑变化，锻炼孩子的协调和平衡能力。

游戏准备

A4纸10张，用彩笔在纸上画出手掌或脚印

游戏规则

1.游戏开始前，定好起点和终点，家长和孩子一起在起点和终点之间画好手印和脚印，代表该区域是用手或脚前进，可双脚或单脚。

2.游戏开始后，孩子在前进过程中，家长要在旁边保护，特别是单脚站立的时候，注意不要摔跤。

3.当孩子跳到终点时，家长热情拥抱孩子，并大声说：“恭喜宝贝挑战成功！”

游戏延伸

1.游戏场地不能有尖锐物品，注意游戏过程的安全。

2.游戏过程中，家长可以进行语言干扰，以加大游戏的难度。

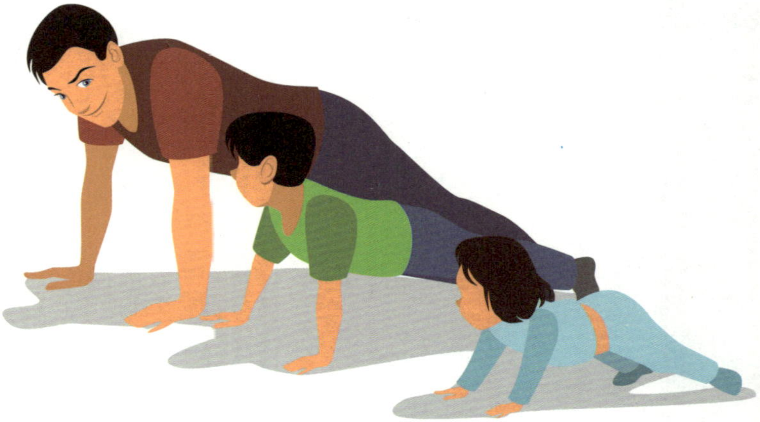

游戏设计4 开关游戏

游戏目标

父母与孩子配合的过程中，增加家庭欢乐氛围，通过开合跳，增强孩子身体的协调性以及弹跳力。

游戏准备

木地板（或地毯上进行）

游戏规则

1.游戏开始前，家长坐在地上，双脚并拢，准备做双腿的开腿和并腿动作。

2.游戏开始，家长双腿并拢时，孩子双腿跳开，在家长双腿两侧，做“开”的动作；当家长双腿打开时，孩子快速反应、快速跳起，落地位置在家长双腿中间，双脚并拢，做“关”的动作。

游戏延伸

1.可根据孩子实际情况，降低难度，如家长拉住孩子的双手进行；加大难度时，放开双手。

2.如果想提高难度，可以增加家长双腿同时往左往右移动的动作，孩子随家长双腿的变化，快速反应成双腿往左往右跳的动作。

3.年龄较低的孩子，家长可适当提醒孩子下一步动作。

游戏设计 5　你比我猜

游戏目标

通过肢体动作来描述词语和成语，以此提升孩子的肢体协调能力，也能增加语文词汇储备。

游戏准备

词汇卡

游戏规则

1.游戏开始前，一名家长准备词条，另外的人做游戏的参与者。

2.计时3分钟，游戏开始。孩子先看词条，记住后，通过身体比划动作把词条内容传达给参与游戏的家长，如果猜出则互换位置，实在猜不出可以说“下一个”。准备词条的家长要数好猜出的个数，3分钟后第一轮游戏结束。第二轮挑战第一轮猜出的个数。

游戏延伸

1.可以准备一些孩子喜欢的动漫人物词条，更能激起孩子的表演欲。

2.游戏过程中，只能说几个字，其他时候不能说话。

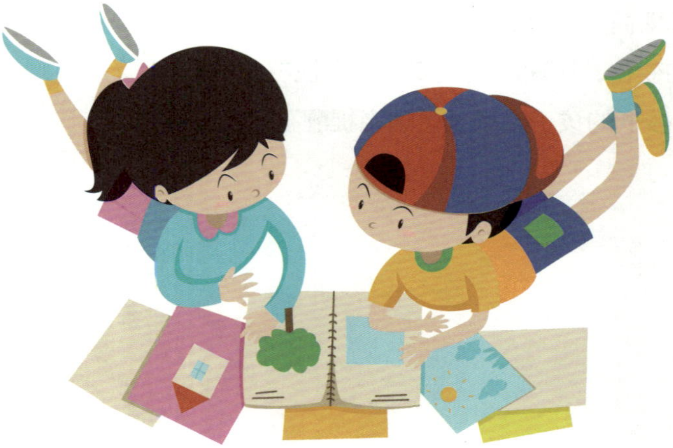

游戏设计6 触手可及

游戏目标

孩子仰卧抬腿，用脚触碰家长的手掌心，锻炼腹部肌肉，有效提高腰腹力量，增加身体的协调能力，增进亲子情感。

游戏准备

1张瑜伽垫

游戏规则

1.游戏开始时，家长双脚自然打开，与肩同宽，站在瑜伽垫的一端，双手手掌打开伸直平放，孩子平躺在瑜伽垫上，头朝着家长，两手握住家长的脚踝。

2.家长发出指令：“开始！”然后不按规律说“左”“右”，孩子按照家长说出的“左”“右”抬起相应的腿用力向上，用脚趾触碰家长的手掌心。

3.家长帮助孩子数数，20次为一组，最少做3组，家长可以根据孩子的体能增加组数。

游戏延伸

1.家中没有瑜伽垫也没有关系，在干净的地面、床上等都可以做此亲子运动游戏。

2.家长在游戏中要多用语言鼓励孩子，如“加油”“坚持住”。

3.家长在游戏中也可以增加游戏难度，让孩子双腿并拢同时用力抬起，用脚掌去触碰家长的手掌心，20次为一组，最少做3组。

游戏设计 7 脚尖对对碰

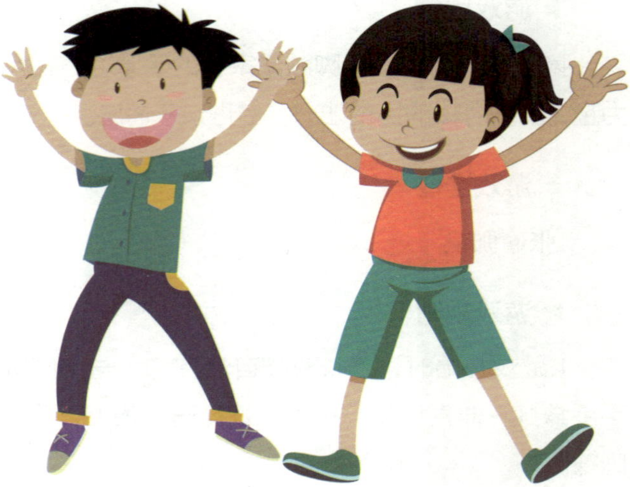

游戏目标

孩子在和家长脚尖相碰中，可锻炼弹跳力，有效增强身体的协调能力，增进亲子情感。

游戏准备

家长和孩子穿好运动鞋

游戏规则

1.游戏开始时，家长和孩子面对面站立，手拉手，异侧脚尖相对。

2.家长发出指令“开始，换”，家长和孩子就同时换另一异侧脚尖相对 。

3.家长帮助孩子数数，20次为一组，最少做3组，家长可以根据孩子的体能增加组数。

游戏延伸

1.家长可以在游戏中加快“换”的速度，但是要注意安全，不要踩到对方的脚。

2.家长可以根据孩子的体能增加游戏的难度，可以在换脚尖时把腿抬起来，脚尖朝下去碰对方的脚尖。只是家长要注意提醒孩子抬腿时要站稳，不要摔跤。

二、反应速度类游戏

游戏设计 8 左顾右盼

游戏目标

通过游戏，锻炼孩子快速反应的能力。

游戏准备

愉悦的心情

游戏规则

1.游戏开始前，父母和孩子站成一个小圈，把左手张开伸向左侧邻人，右手食指则垂直放到右侧邻人伸出的左手掌心上。

2.游戏开始，一人发出“原地踏步走”的口令后，全体踏步，其中一人发出“一、二、三”的口令时，三人的左手应设法抓住左侧人的食指，右手食指则要设法逃掉。

3.抓住左侧人食指一次得1分，被抓住扣1分，未抓住别人，也没被抓住的情况不加分，也不扣分。规定时间后，按积分计算胜负。

游戏延伸

1.游戏下达的口令可以轮流喊，加大游戏对孩子的吸引力。

2.为提高孩子的积极性，可以设定游戏奖励，胜利的一方可要求另外两人协助完成一个小心愿。

游戏设计 9　惊弓之鸟

游戏目标

跨步跳和双脚跳都可以发展孩子的下肢力量，增强弹跳力，再提高指令下达的反应速度，提升孩子的反应能力。

游戏准备

1块大地毯

游戏规则

1.游戏开始前，指定一人做指挥官，其他人参与游戏，并“一至二”报数，记住自己是单数还是双数。

2.指挥官发令，游戏开始，参与游戏的人围着地毯进行跨步跳或双脚跳。当指挥官击掌两声时，喊双数的人要快速进入地毯，喊单数的人想办法抓住双数的人；当指挥官击掌一声时，则单数的人进地毯，双数的人抓。

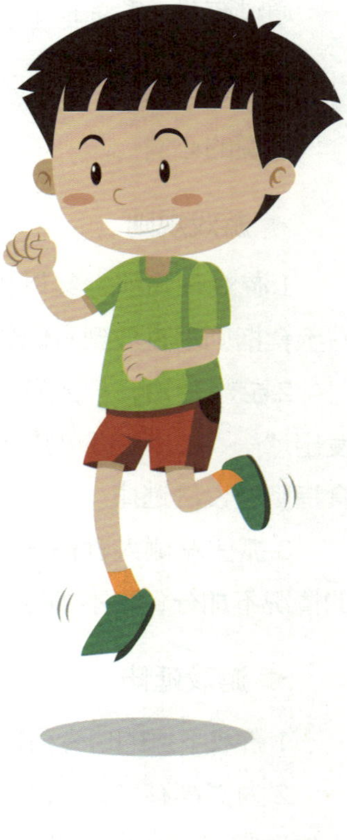

游戏延伸

1.被抓住的人跟指挥官换位置。

2.为加强反应的速度，指挥官可以用哨声或者喊数字等不同方式进行指挥。

游戏设计10 石头剪刀布

游戏目标

通过跳动的动作，发展孩子的下肢力量，同时在关注对手的同时，也能锻炼反应速度。

游戏准备

地毯

游戏规则

1.游戏开始前，参与游戏的人站在瑜伽垫上做准备，双脚并拢代表石头，双脚弓步跳开代表剪刀，双脚开合跳开代表布。

2.一方发令，游戏开始，参与游戏的人同时原地踏步，并一起喊“石头、剪刀、布”，声音结束的同时做出动作，看谁能赢。

游戏延伸

1.踏步也可以换成双脚跳，更能增加运动量。

2.可以增加游戏的趣味性，输的一方要求做5个蹲起。

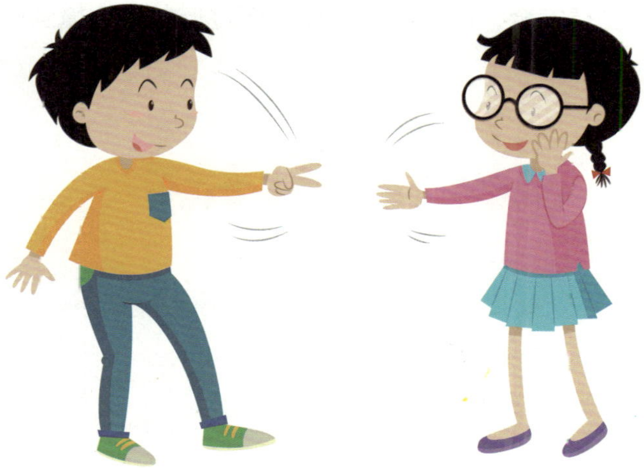

游戏设计 11 趣味五子棋

游戏目标

在跑动过程中发展孩子的反应速度和灵敏能力，提高快速奔跑的能力。

游戏准备

长线；6个塑料碟子（要两组颜色）

游戏规则

1.游戏开始前，家长和孩子一起布置游戏场地，用线做出九宫格的“棋盘”。每人拿3个颜色相同的塑料碟子作为棋子。

2.游戏开始，参与游戏的人听到指令快速拿碟子向棋盘进发，每人每次只能拿1个碟子，3个碟子用完后，也需要跑回起点再跑去挪动棋盘上的碟子，哪方的碟子先连成一条线，哪一方先获胜。

游戏延伸

1.棋子不一定要选择塑料碟子，也可以是两组不同颜色的任意物品，比如纸杯，但不能是易碎和尖锐的物品。

2.跑动时要注意安全，两人出发地点不要过近，不要撞到一起。

游戏设计12 快跑小鱼王

游戏目标

孩子在躲避“网子”的过程中快速奔跑，可锻炼全身肌肉，增加身体的灵敏度，增进亲子情感。

游戏准备

可以移动的物品尽量靠墙摆放

游戏规则

1.游戏开始前，家长和孩子商量好游戏范围，固定在客厅或是一个房间里。

2.游戏开始时，两位家长面对面站好，伸出双手，手掌相对，十指交叉举过头顶，就像一个小房子。

3.家长一边说：“撒金网，撒银网，撒到勇敢的小鱼王！”一边把交叉的双手快速放下又马上举起，作为“网子”去网孩子。孩子则要在固定的区域快速奔跑躲闪，不要被网住。

4.如果孩子被网住，就和一位家长结成“网子”去网另一位家长，游戏继续。

游戏延伸

1.家长要提醒孩子注意安全，最好是到空旷的房间里或是有地垫的房间里玩游戏，以免孩子不慎碰到物品或是摔倒。

2.家长在游戏过程中还可以多加一些语言和动作，如“小鱼王快跑”“真是一条勇敢、机灵的小鱼王”等，以激发孩子玩游戏的兴趣。

游戏设计 13 不倒森林

游戏目标

孩子和家长交换扶住“棍子”，保持身体平稳的同时提升身体的灵敏度，训练反应能力，增进亲子情感。

游戏准备

两根棍子

游戏规则

1.游戏开始时，家长和孩子手拿棍子面对面站立，然后下蹲，手掌打开，双掌扶住棍子，两根棍子平行摆放，相距30厘米左右。

2.家长发出“开始，换”的指令后，双方迅速交换用双掌扶住对方的棍子。10次为一组，最少进行3组。

3.家长可以根据孩子的体能增加组数。如果没有扶住对方的棍子，棍子倒地，则游戏结束，重新计数再开始。

游戏延伸

1.家长在双方每一次交换扶住棍子时都要说“换”，口令可以由慢到快，加快换棍子的速度，提高孩子的专注力。

2.家长可以提升游戏的难度，迅速击掌后再交换。在游戏中要避免棍子倒地发出响声影响到楼下的邻居，可以在瑜伽垫上进行。如果家里没有棍子，也可以用扫把、拖把的杆子做游戏器械。

游戏设计14 图书漂流

游戏目标

孩子在躲闪家长抛出的图书中，可提升身体的灵敏度和注意力，有效训练反应能力，增进亲子情感。

游戏准备

图书5~10本

游戏规则

1.游戏开始时，家长和孩子相距3米左右面对面站立好，图书摆放在家长身边。

2.家长手拿图书，一本一本地将书滑向孩子的脚下，孩子要跳起来，不能踩到图书。

3.如果游戏中孩子踩到了图书，或是图书打到孩子，孩子没有躲闪成功，都算失败，游戏重新开始。

游戏延伸

1.家长在抛出图书的同时要适时提醒孩子“跳起来”“飞过高山”“飞过海洋”“加速度”等，提高孩子的专注力。

2.家长可以提升游戏的难度，一次抛出两本书，提升孩子身体灵敏性和专注力。但是家长需要注意在选择图书时不要选择太厚重的书本，同时要注意不要朝着孩子身上抛。

游戏设计 15 爱的传递

游戏目标

孩子在家长喊出的不同方位中用双手接递玩具，可提升身体的灵敏度和注意力，有效训练反应能力，增进亲子情感。

游戏准备

1个软毛玩具

游戏规则

1.游戏开始时，家长和孩子背对背站立，家长手里拿着玩具。

2.家长喊出方位，如“左”，孩子就要双手从自己的左边去接玩具；然后家长再喊出一个方位，如“上”，孩子就要双手举起玩具，从头顶把玩具递给家长，如此重复下去，家长喊出“上、下、左、右”。

3.游戏中孩子如果接递错了方位，游戏就重新开始。

游戏延伸

1.家长在给孩子递玩具的时候要注意安全，不要打到孩子，同时可以加快喊口令的速度，以提高孩子的专注力。

2.家中如果没有玩具，可以用书本、水杯、卷纸筒等代替。

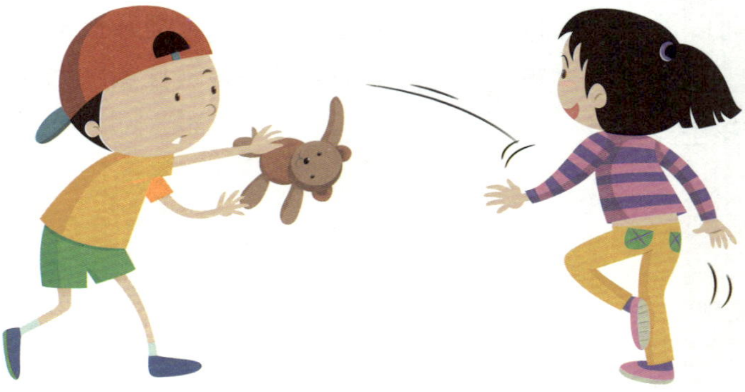

三、身体平衡类游戏

游戏设计16 爱的翻转跳

游戏目标

孩子在原地180°转身跳，能锻炼腿部肌肉，增强身体的协调能力，增进亲子情感。

游戏准备

在客厅里贴一根彩色胶带（或是画一根线）

游戏规则

1.游戏开始前，家长和孩子一起贴好一根直线，孩子站在线上以180°转身，双脚左右起跳前进。

2.孩子一边跳一边说："我是勇敢的飞行员！"家长站在孩子前面随时保护孩子。

3.孩子跳到终点时，家长热情拥抱孩子，并大声说："欢迎勇士归来，我爱你！"

游戏延伸

1.家长也可以不用贴线，可以利用家中瓷砖地板的线缝作为参考线。

2.孩子跳起来前，家长要提醒他转动身体时把握好身体平衡。孩子在翻转跳的过程中，家长可以问孩子感受如何，如果孩子感觉不舒服就停下来。

3.家长也可以和孩子一起翻转跳，观察孩子的情绪，适时鼓励和引导孩子坚持。

游戏设计17 小桥交叉跳

游戏目标

孩子在原地双脚交叉跳的过程中，可锻炼腿部肌肉，增强身体的协调性和平衡性，增进亲子情感。

游戏准备

在客厅里贴两根相距40厘米左右的彩色胶带（或是距瓷砖地板缝线40厘米左右处画一根线）

游戏规则

1.游戏开始前，家长和孩子一起贴好两根直线，孩子一只脚踩一根线，站稳后双脚交替同时起跳，双脚再落回线上。

2.家长站在孩子面前随时保护孩子，家长可以拉着孩子的双手起跳，等孩子适应了再放手。

3.孩子一边跳一边数数，看最高纪录是多少。

游戏延伸

1.家长要提醒孩子，把握好身体平衡才能把脚踩在线上。孩子在交叉跳的过程中，家长可以问孩子有什么感受，尽量从正面鼓励和引导孩子坚持。

2.有条件的家庭可以准备两根方木条，把木条固定稳，家长做好保护措施，这样孩子交叉跳起来会更有感觉。

游戏设计18 爱的约定

游戏目标

孩子和家长单手击掌，保持身体平衡，增强身体平衡性的同时可提升腿部和手臂力量，增进亲子情感。

游戏准备

1张瑜伽垫

游戏规则

1.游戏开始时，家长和孩子面对面俯卧，用手掌撑在瑜伽垫上，双脚自然打开蹬稳地面。

2.家长发出“开始”的指令后，家长和孩子同时先左后右交替击掌，家长一边击掌一边计数。20次为一组，最少进行3组。

3.家长可以根据孩子的体能增加组数，如果没有击中，组次重新计数。

游戏延伸

1.家长在游戏中要多用言语鼓励孩子，让孩子尽可能地坚持，集中注意力击掌，家长还可以鼓励孩子加快击掌的速度。

2.家长可以提升游戏的难度，每次击掌前，俯撑的身体分别向左向右移动一步再击掌。

游戏设计 19 快乐斗鸡

游戏目标

孩子单脚蹦跳碰撞盘起的膝盖，过程中要一直盘起一条腿，可增强身体的平衡性，增进亲子情感。

游戏准备

宽敞的室内空间

游戏规则

1.游戏开始前，家长和孩子商量好一个游戏活动的范围，不能超过活动范围，如果超过范围，游戏重新开始。胜利者计1分，游戏可以玩3~10次，最后得分高者获胜。

2.游戏开始时，孩子和家长根据自己的习惯盘起一条腿，用双手抓牢盘起的这条腿，不能落地；然后双方单脚跳动去碰撞对方的膝盖，谁盘起的腿被撞松落地，游戏就重新开始。

游戏延伸

1.家长在游戏时要注意自己的力度，因为孩子的身体力量无法和家长相比。另外还需要注意活动场地不要有尖锐的物品，以免不小心摔倒后碰伤身体。

2.这个游戏可以全家总动员，如果家庭成员多的话，可以分成两个阵营开展游戏活动，在规定的时间里剩下人多的阵营获胜。

游戏设计20 眩晕点球

游戏目标

锻炼身体的平衡能力和灵敏性。

游戏准备

球；篮子

游戏规则

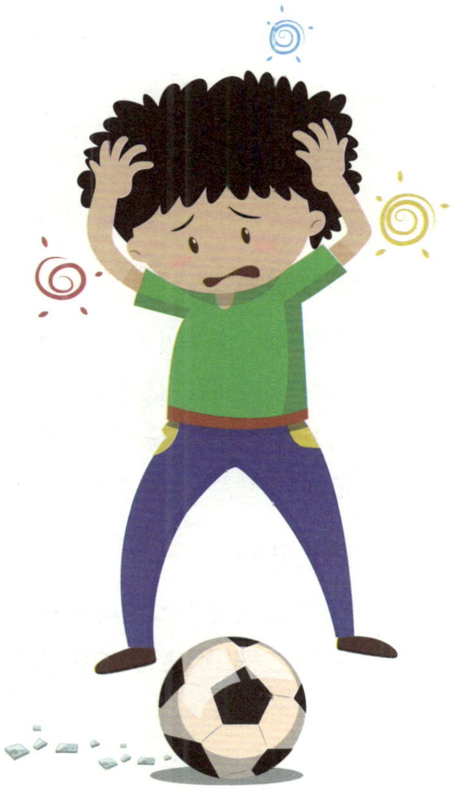

1.将篮子与球相距4米放置，家长与孩子分为两组。

2.两人在起点原地转5圈，然后抢夺球并射进篮子里。

3.先抢到球射入者得2分，后射进球得1分，不进则不得分。

4.从起点到射球整个过程限时30秒。

5.得分高者获胜，获胜者可以接受来自对方的爱心按摩。

游戏延伸

1.奖励可以根据家庭氛围进行更换，建议精神奖励或亲子肢体接触。

2.家长在游戏过程中要注意安全，游戏难度可适当通过距离或圈数进行调整。

游戏设计 21 渡河取物

游戏目标

渡河过程需要踩在本子上，顺利渡河取到物品的过程能增强孩子的身体平衡能力。

游戏准备

宽敞的室内空间；本子；篮子；小玩具

游戏规则

1.设置距离，装有小玩具的篮子放在4米之外的起始位置。

2.游戏开始之后，孩子与家长通过向前传本子垫在地上的通道，从垫上向前移动，顺利取得小玩具，然后再返回起点。

3.用时短者获胜。

游戏延伸

1.游戏可以通过更改距离来更换难易程度。

2.在游戏过程中注意保护孩子的安全。

游戏设计22 搬运我在行

游戏目标

发展孩子的平衡能力。

游戏准备

书本；较大的室内空间

游戏规则

1.与孩子共同设计起点与终点。

2.家长与孩子头上各顶书本，看谁在5分钟时间内走得快，并且书本不掉下来，搬运的书本最多。

游戏延伸

1.选择的书本的重量要相当，除了书本还可以搬运各种能放在头上的物品。

2.可以在起点和终点都摆上两张桌子来放书本。

四、运动精准类游戏

游戏设计 23 遍地开花

游戏目标

通过滚瓶子的方式，锻炼孩子的精准度，同时也是提升身体协调性的一种游戏。

游戏准备

空瓶子9个；小皮球1个

游戏规则

1.游戏开始前，指定一块瓷砖作为出发区域，参与者站在指定区域拿好皮球做准备。

2.游戏开始，轮流用皮球通过地滚的方式将远处的瓶子推倒，看谁推倒的瓶子多，谁就获胜。

游戏延伸

1.游戏结束后，可以给孩子拓展垃圾分类的知识，废弃的瓶子属于可回收垃圾，同时也可以告诉孩子很多东西都可以改造再利用。

2.游戏过程中可以设置奖励措施和惩罚措施，提高孩子对游戏的积极性。

游戏设计24 开心接金币

游戏目标

通过接硬币的游戏锻炼孩子接的精准度，因为左右移动的方式能锻炼孩子的注意力。

游戏准备

硬币若干；小盆1个；凳子1个

游戏规则

1.游戏开始前，把凳子倾斜到一定角度，孩子拿着小盆在凳子下方等候硬币掉下。

2.游戏开始后，家长一个一个地拿硬币从凳子上方滑下，孩子用盆左右移动，使硬币掉入盆中。

游戏延伸

1.孩子和家长可以调换位置，家长拿盆匀速左右移动，孩子在上面放置硬币，要使硬币掉入匀速移动的盆中，这种方式更有挑战性。

2.家长要提醒孩子集中注意力，当硬币顺利入盆时，要及时表扬孩子“你真的太棒了”。

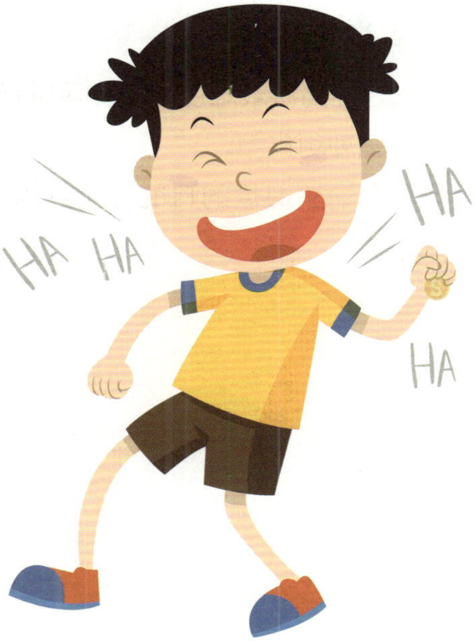

游戏设计 25 叠叠乐

游戏目标

叠加物品时，要运用精准的手法和集中注意力，保证物品不坍塌，该游戏能很好地锻炼孩子的注意力和精准度，使家庭氛围融洽。

游戏准备

一次性杯子若干

游戏规则

1.游戏开始前，在客厅准备若干杯子，放置在地面或者茶几上。

2.游戏开始，参与者轮流放置杯子，底下一层不超过6个，往上无限叠加。坍塌者做10个上下蹲，再清理坍塌杯子，继续游戏，一直到规定时间结束。

游戏延伸

1.为提高游戏难度，纸杯可以换成扑克牌，更能锻炼搭建的精准度，注意力也需要更集中。

2.为达到锻炼的目的，可适当增加惩罚力度，但要求适合孩子的身体发展。

游戏设计26 云上有爱

游戏目标

孩子在接塑料袋的过程中，可锻炼身体协调性和精准度，同时提升注意力和增进亲子情感。

游戏准备

两个透明塑料袋

游戏规则

1.游戏开始时，家长和孩子一起把两个透明塑料袋吹鼓起来，然后打上一个小结扣。家长和孩子手拿鼓气的塑料袋，面对面相距最少3米站立好。

2.家长发出“开始”的指令后，双方都把塑料袋向上用力抛起，同时说：“云朵飘飘我爱你！”然后迅速交换位置，接到对方的“云朵”，再把它抛向高空，同时迅速交换位置。

3.如果一方没有接住对方抛出的“云朵”，“云朵”落地，则游戏结束。抛10次为一组，最少做3组。

游戏延伸

1.家长和孩子在交换位置时要注意安全，不要相互撞到，不要把塑料袋套在头上。

2.家长可以根据孩子的体能提升游戏难度，抛出“云朵”后蹦着交换位置，以增强身体的灵活性和提升孩子的注意力。

游戏设计 27 爱的项链

游戏目标

孩子用针线穿珠子，过程中锻炼协调性和精准度，同时提升注意力和增进亲子情感。

游戏准备

针线；卫生纸；透明胶；彩笔

游戏规则

1.游戏开始前，家长和孩子一起准备好针线，把卫生纸揉成小团，用彩笔把纸团涂成孩子喜欢的颜色，然后用透明胶包裹住，做成一颗颗珠子。

2.游戏开始时，孩子用针线把纸珠一颗颗穿起来，根据自己的需要，来确定长短，可做成手链或项链。

游戏延伸

1.家长可以协助孩子穿线，因为针头太细，孩子可能很难穿好线，用的针不能是生锈的。透明胶不要包裹太多层，免得孩子很难用针穿透纸珠。如果孩子不小心扎到手，家长要立即给孩子处理伤口。

2.游戏结束后，家长可以问孩子：“做成了这么美丽的项链，你的心情怎样？”“你愿意把它送给谁？为什么要送给他/她呢？”帮助孩子表达爱，感受爱。

游戏设计28 变形虫

游戏目标

孩子在和家长一起做游戏的过程中，移动身体精准定位，可有效提升判断力，增进亲子情感。

游戏准备

一根长约5米的细绳子

游戏规则

1.游戏开始前，家长把绳子打一个结，然后家长和孩子（最好4个人）把打好结的绳子套在各自的腰间，人站在绳子里面，拉成一个长方形。

2.家长不按规律发出"三角形""梯形""平行四边形"等指令，孩子和家长一起把绳子拉成指令的形状。

游戏延伸

1.家中如果没有绳子，也可以用三四根长围巾、包装丝带等来代替。

2.家长还可以增加游戏难度，每人戴上眼罩移动身体，变化图形，人数越多，可变化的形状就会越多。

五、对抗合作类游戏

游戏设计 29 花样拔河

游戏目标

孩子在拔河中使力，锻炼全身力量的同时可提升意志力，增进亲子情感。

游戏准备

一条粗绳（或两条长围巾）

游戏规则

1.游戏开始前，家长和孩子一起清理活动场所尖锐的物品，然后确定一条分界线。根据力量搭配好搭档，如果只有一个孩子，孩子可以和妈妈一边，爸爸一边，分别手拉粗绳站在分界线两边。

2.游戏开始时，一方家长说一句：“预备—开始！”双方就奋力朝各自的方向往后拉，粗绳中间系的标识被对方拉过了分界线后，对方就获胜。

游戏延伸

1.家中没有粗绳时，家长可以找两条长围巾系在一起打一个结当作绳子用，绳结正好当作分界的标识使用。

2.游戏后，家人之间可以互相拥抱，彼此鼓励，增加爱的力量。

游戏设计30 力大无穷

游戏目标

孩子在与家长反向用力的过程中，可锻炼全身力量，同时又能感受游戏的趣味性，增添家庭欢乐氛围。

游戏准备

两条毛巾（或者粗绳）；一条丝巾；两套纸笔

游戏规则

1.游戏开始前，家长和孩子一起清理活动场所尖锐的物品，然后确定一条分界线。根据力量搭配好搭档，如果只有一个孩子，孩子可以和妈妈一边，爸爸一边。将毛巾绑在三人的腰上，绳子中间绑一条红色丝巾做中点，在距离中点相同距离的两边各放置一张纸，每人手上拿好一支笔。

2.游戏开始时，一方家长说一句："预备—开始！"双方就奋力朝各自的方向往前跑，当跑到纸的跟前时，在纸上写上规定的汉字，谁先把规定的字写完，谁就获胜。

游戏延伸

1.最好是用长毛巾，如果使用粗绳，建议做好腰部的保护。

2.家长可根据实际情况更改汉字的难度或者改成数字或算术，在运动的同时也在学习。

游戏设计 31 枕头对抗

游戏目标

有效感受触觉和本体觉（本体觉指感受肌肉、肌腱、关节和韧带等深部结构的本体感觉），可帮助孩子稳定情绪，提升身体核心力量。

游戏准备

枕头

游戏规则

1.双腿微屈，双手叉腰，亲子双方背对背两人背，部中间夹一个枕头，两人背挺直。

2.当听到“开始”时，两人用全身的肌肉力量进行对抗。

3.手不能触地，触地则失败，重新开始。

游戏延伸

1.家长在力道控制上要注意，要让孩子有体验感。

2.游戏结束后，在对抗的过程中家长可进行语言上的加油，帮助孩子增强自信。

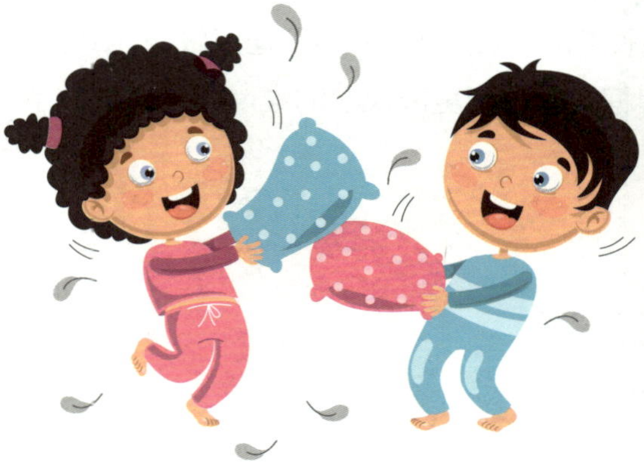

游戏设计32 闯关突围

游戏目标

动用全身的力量突围，学会寻求解决问题的方法，增进亲子关系。

游戏准备

较大的室内空间

游戏规则

1.家庭成员手牵手围成一个圈，其中一名成员站在圈内，当听到“开始”的命令时，运用全身的力量和机智的头脑，想办法从圈内到达圈外。

2.第二轮可以换人，可以从圈外突围到圈内。

游戏延伸

游戏结束后，大家可以谈谈自己的感受。

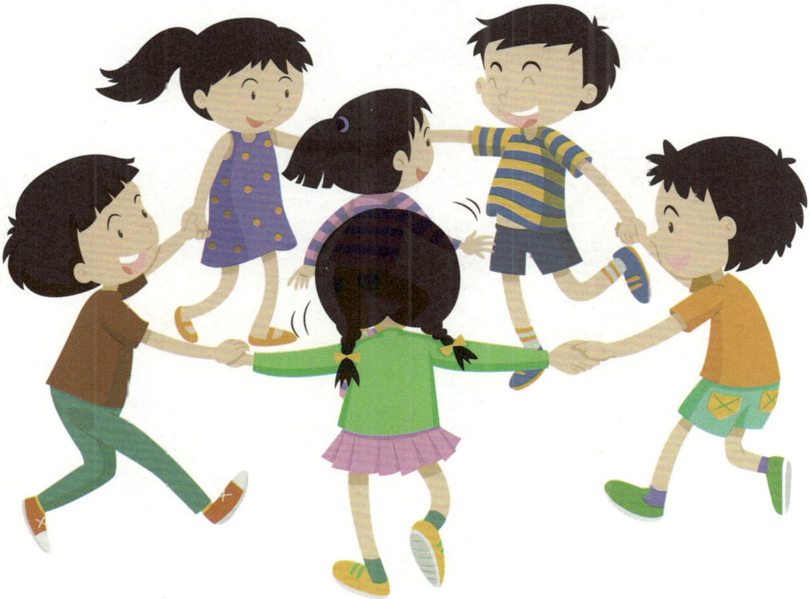

游戏设计 33 合作行走

游戏目标

锻炼身体协调能力，增进亲子之间的情感。

游戏准备

宽敞的室内空间

游戏规则

1.规定行动范围4米左右。

2.家长与孩子共同进行，一方站在前面，一方蹲在后面，后方左右手各用一只手指勾住前方的鞋跟，然后两个人一起向前走，并且迈出的步子要大于半个鞋的长度。

游戏延伸

1.保证活动范围安全，没有尖锐物品。

2.可以适当提高难度，增加行动距离。

游戏设计34 逆风翻盘

游戏目标

提高孩子的团队合作及对抗能力，锻炼孩子的体能。

游戏准备

两种不同颜色的盘子10个；空旷的室内区域

游戏规则

1.红、蓝两个不同颜色的盘子，分别散布在一块区域。4人可以分为两组，两人一组。

2.家长与孩子围着盘子跑动起来。当听到主持人说“翻盘子”时，两人迅速跑到区域内将属于自己颜色的盘子翻过来。

3.当听到“跑圈”时，立即重新绕圈跑动起来。

4.当盘子全部翻完时，游戏结束。

游戏延伸

1.可以选择多种颜色，多人参与。

2.在游戏过程中要注意安全，保护好孩子。

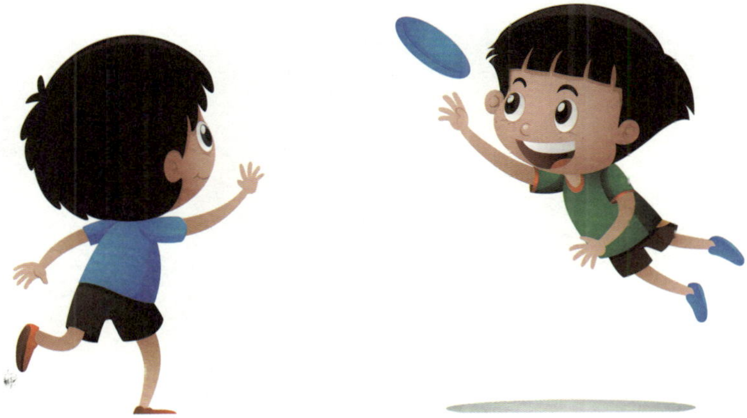

游戏设计 35 吸豆行动

游戏目标

提高孩子的身体协调能力与精细动作能力，增进亲子关系。

游戏准备

空旷的室内空间；吸管；豆子；桌子；碗

游戏规则

1.每人拿一根吸管，衔在嘴巴里。

2.跑到桌子前吸碗里的豆子，放到空碗里，然后跑回来，接力由下一名家庭成员进行。依次交替。

3.看规定时间内哪支队伍衔出的豆子最多。

游戏延伸

1.每人跑到桌子面前只能吸一下，不管有没有吸到，都必须返回进行接力。

2.时间可以由家庭成员共同商定。

六、障碍类游戏

游戏设计36 勇闯禁地

游戏目标

孩子在不碰触毛线的基础上取到卡片，可锻炼身体的灵敏性和心理的谨慎度，增进亲子感情。

游戏准备

毛线；卡片；夹子；椅子

游戏规则

1.游戏开始前，家长和孩子一起拉线布网，把毛线缠绕在椅子腿上，椅子最少放5张，围成一个6平方米以上的圈。然后制作出写有不同古诗的卡片，用夹子夹在布好网的毛线上。

2.游戏开始时，家长背一首古诗，孩子就踏进布好的线网中去拿写有这首诗的卡片，安全返回交到家长手中。如果碰到了毛线，就要返回线网外，重新开始游戏。

游戏延伸

1.家长在和孩子布线网时要注意，线与线之间的交叉间隙不能太大，也不能太小，太大会失去难度，太小孩子脚踩不进去。

2.游戏结束后，家长和孩子还可以利用这些毛线来装饰写有古诗的卡片，将其制作成装饰画，摆放在家里，顺便帮助孩子随时读记古诗。

游戏设计 37 穿越火线

游戏目标

孩子穿过线网前进，可锻炼身体的灵敏性和反应速度，增进亲子情感。

游戏准备

4~5个呼啦圈；线

游戏规则

1.游戏开始前，家长和孩子一起把线系在呼啦圈上，每个呼啦圈上最多系两根线，一般一根就可以了。把呼啦圈间隔1米距离错落摆放好，整个长度为8~15米，规定好起点和终点。

2.游戏开始时，家长一边说“开始”，一边给孩子计时。孩子听到口令后开始穿越“火线”，在整个过程中，身体任何部位都不能碰到线，如果碰到了线，就需要回到起点重新开始。

游戏延伸

1.家长和孩子在呼啦圈上系线时，系的线不要保持水平，要一头高、一头低，每个呼啦圈上的线位置都不一样，有高有低把呼啦圈分成两个空间，但是每个空间不能太小，不然孩子身体穿不过去。

2.家长可以和孩子手拉手一起穿越，增加游戏的难度，同时增添游戏的趣味性，为家庭带来欢乐。

游戏设计38 飞越书山

游戏目标

孩子在跨越“书山”中前进，可锻炼身体的灵敏性和反应速度，增进亲子情感。

游戏准备

4~5叠书

游戏规则

1.游戏开始前，家长和孩子一起清理活动场所，将地板清扫干净，把书一本本叠放在一起，50~60厘米高，每叠间隔1米距离摆成一条直线，规定好起点和终点。

2.游戏开始时，孩子从起点助跑跨过一座座“书山”跑到终点。如果“书山”被碰倒了，就需要把“书山”重新叠放好，然后回到起点重新开始。

游戏延伸

1.家长要做好孩子的保护措施，最好是在地垫上进行游戏，以免“书山”散落后孩子摔倒受伤。

2.家长还可以根据孩子的实际情况，在游戏中增加难度，增加“书山”的高度。

游戏设计 39 摘取胜利果

游戏目标

孩子“翻山越岭”地前进，可锻炼身体的灵敏性和反应速度，增进亲子情感。

游戏准备

四叠书；瑜伽垫；瑜伽砖；气球

游戏规则

1.游戏开始前，家长和孩子一起清理活动场所，将地板清扫干净，把书一本本叠放在一起，50~60厘米高为一叠，设置情景：

家长：孩子，我们一起去山上摘果实，由于路途遥远，我们要绕过树林，跨过河流，有没有信心摘取到胜利的果实？

孩子：有信心！

先设置好路上的障碍，书本代表小山包，要双脚跳过；瑜伽砖代表树林里的树木，要绕过；瑜伽垫代表河流，要跨过；终点是墙上的气球，跳起采摘。

2.游戏开始时，家长和孩子从起点一路跑到终点摘取果实。如果“小山包”被碰倒了，就要把“小山包”重新叠放好，然后回到起点重新开始。

游戏延伸

1.家长要做好孩子的保护措施，最好是在地垫上进行游戏，以免“小山包”散落后孩子摔倒受伤。

2.家长还可以根据孩子的实际情况，在游戏中提高难度，增加果实的高度。

3.可以发挥孩子的想象力去布置障碍。

游戏设计40 乐玩皮球

游戏目标

锻炼身体的协调能力和耐性。

游戏准备

小皮球；障碍物轨道

游戏规则

1.设定好起点与终点，家庭成员平均分组。

2.当听到“开始”时，准备好的成员将自己的一只腿向后弯起夹住皮球。

3.从起点出发，单脚绕过障碍物跳到终点，把球传给其他家庭成员。

4.哪一组在最短的时间内完成，哪组获胜。

游戏延伸

1.在游戏过程中要注意孩子的安全，可在柔软的地毯上进行。

2.游戏结束之后，家长和孩子可以共同探讨游戏感受以及收获。

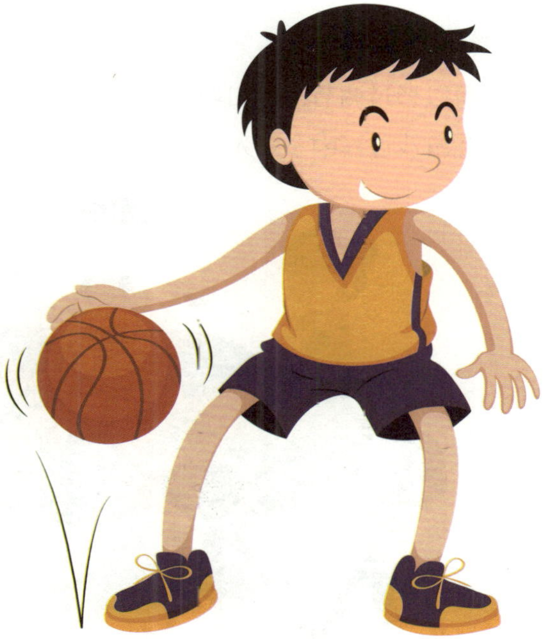

游戏设计 41 齐力并肩

游戏目标

发展孩子身体灵敏性，同时培养勇于克服困难的品质以及合作能力。

游戏准备

毛巾；乒乓球；椅子；扫把；脸盆

游戏规则

1.家长与孩子用椅子和扫把布置好一个6米长的障碍道。

2.由妈妈用筷子将脸盆内的乒乓球夹好放置在毛巾上，然后爸爸和孩子用毛巾运输乒乓球，用各种方法通过障碍道，顺利将乒乓球送入终点的脸盆中。

3.将乒乓球全部运输完则获得成功。

游戏延伸

1.可以通过调节距离和障碍物来增加难度。

2.在游戏过程中一家人可以通过语言来给对方加油鼓劲。

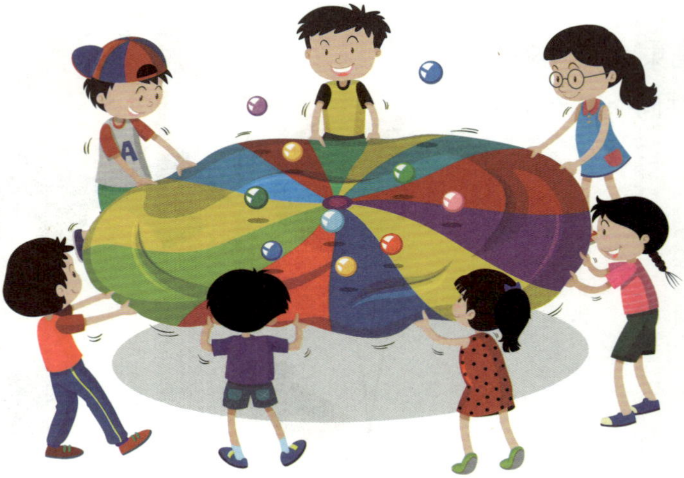

游戏设计42 盲人旅行

游戏目标

锻炼身体的感知能力，感受信任与被信任。

游戏准备

较大的室内空间；眼罩；设计复杂的盲道

游戏规则

1.首先使用家中的物品，布置好一条复杂的盲道。

2.第一轮，家中成员每个人都戴上眼罩，慢慢地摸索穿过障碍，体验盲人的无助、艰辛。

3.第二轮，家中一半成员扮演盲人，一半成员扮演帮助盲人的拐棍。由“拐棍”帮助“盲人”穿过障碍通道。

游戏延伸

1.让孩子分享在不同的情况下，扮演不同的角色的感受分别是什么。

2.第二轮可以在第一轮设计的轨道的基础上进行更改。

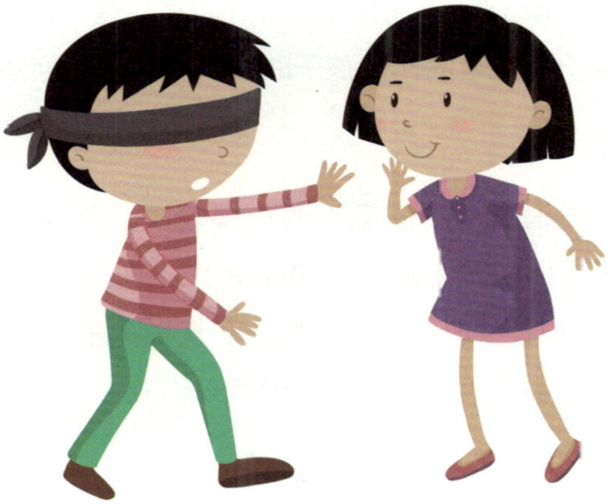

七、亲近大自然类游戏

游戏设计 43 树林仙踪

游戏目标

孩子和家长在树林里追逐的过程中，可锻炼全身肌肉，增强身体的灵敏性，同时培养孩子的观察能力，释放压力，增进亲子情感。

游戏准备

穿上舒适的衣裤和鞋

游戏规则

1.游戏开始前，家长和孩子在室外找到一片树林，树林里最好有小路。家长和孩子用“锤头、剪刀、布”的方式确定谁在前面跑，谁在后面追。如果是孩子在前面跑，家长让3~4米远的距离给孩子。

2.游戏开始，家长快追上孩子时，孩子只要说出“魔法”这个词，家长就要站在原地不能动。孩子跑远一点再说出“仙女”这个词，家长才能继续追孩子。当家长追上孩子，并紧紧拥抱孩子时，游戏结束，换角色再玩游戏。

游戏延伸

1.家长在树林里追孩子时注意不要跑得太快，看到危险的地方要提前提醒跑在前面的孩子，以防孩子跑得太快摔倒。

2.在树林玩游戏时还可以增加难度，家长和孩子一方还可以躲藏起来，让另一方去寻找，找到后再交换角色，继续玩游戏。

游戏设计44 树的畅想

游戏目标

孩子和家长坐在大树下冥想，可锻炼脑部神经，感受身体肌肉的放松，同时培养孩子的想象力，释放压力，增进亲子情感。

游戏准备

手机；穿上舒适的衣裤和鞋

游戏规则

1.游戏开始前，家长和孩子在室外找到一棵孩子喜欢的大树，大树下要有能坐人的地方。家长在手机里准备好适合在大树下冥想的音乐。

2.游戏开始，家长和孩子坐在大树下，也可以躺在大树下，选择自己最舒服的姿势。家长播放音乐，随着音乐响起，孩子慢慢闭上眼睛，随着家长的引导语开始冥想，想象自己是一棵树，头顶着蓝天白云，脚像粗壮的树根一样深深扎进泥土里，阳光照在自己身上很温暖，周围开满了鲜花，芬芳四溢，小鸟在为自己歌唱。音乐声停，孩子睁开眼睛，回到当下。

游戏延伸

1.孩子有可能无法静心，想象不出自己是一棵树的场景，没有关系，不要强求孩子。在游戏前可以和孩子好好沟通一下，告诉孩子想不出也没有关系，孩子没有压力反而愿意静心冥想了。

2.家长可以根据孩子的实际情况说出引导语，内容大概就是把自己想象成一棵树。冥想结束后询问孩子的感受和想象的画面很重要。

游戏设计 45 树枝地图

游戏目标

孩子利用捡的枯树枝拼出中国地图，可锻炼手部肌肉，提升精细动作能力，同时培养观察力和操作力，增进亲子情感。

游戏准备

手机；穿上舒适的衣裤和鞋；枯树枝

游戏规则

1.游戏开始前，家长和孩子在室外找到树林，捡一些枯树枝堆放在平整的地方。

2.游戏开始时，家长和孩子坐在枯树枝堆旁边，家长打开手机搜索出中国地图给孩子看，让孩子一边看中国地图，一边用枯树枝摆出中国地图的外形。

游戏延伸

1.家长需要提醒孩子注意安全，因为有的枯树枝需要折断，孩子力量可能不够大，需要家长帮助。而且孩子可能会不小心被树枝戳伤手，家长要提前备好创可贴等。

2.孩子拼好中国地图外形后，家长可以请孩子给拼好的中国地图拍照，然后问孩子的感受，还可以在中国地图里拼自己所在的省份，告诉孩子中国有34个省级行政区、56个民族，告诉孩子自己的民族。

游戏设计46 理想木屋

游戏目标

孩子利用捡的枯树枝搭建小木屋，可锻炼手部肌肉，提升精细动作能力，同时培养观察力和操作力，增进亲子情感。

游戏准备

穿上舒适的衣裤和鞋；枯树枝；长条的草；小玩偶

游戏规则

1.游戏开始前，家长和孩子带一个小玩具，在室外找一片树林，捡一些枯树枝堆放在平整的地方。家长和孩子讨论一下想给小玩偶建造一个怎样的家。

2.游戏开始时，家长和孩子坐在枯树枝堆旁边，家长和孩子一起为小玩偶搭建小木屋，用长条的草固定枯树枝，小木屋的造型根据孩子的实际能力和喜好自由发挥。

游戏延伸

1.家长要提醒孩子注意安全，避免被树枝戳伤手。枯树枝的接头处需要用长条的草或是事先准备的绳子捆牢。

2.小木屋建好后，家长可以请孩子把小玩偶放进小木屋，并给小木屋取一个好听的名字，然后让孩子和小木屋合影。把小木屋带回家，孩子还可以继续装饰。

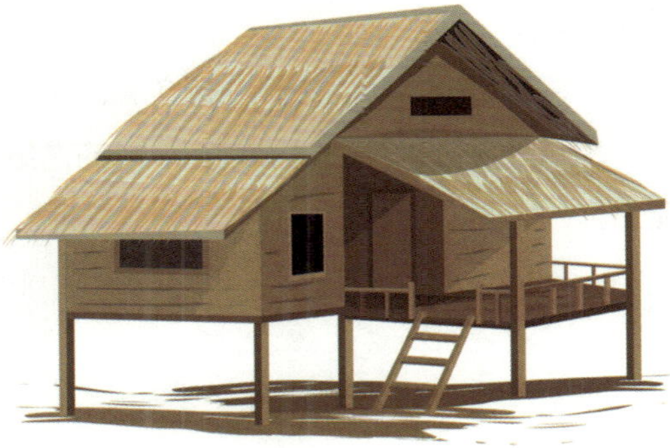

游戏设计 47 树叶拓印

游戏目标

孩子在白纸上拓印树叶，可锻炼手部肌肉，提升精细动作能力，培养操作力和审美能力，增进亲子情感。

游戏准备

A4白纸；1支铅笔；树叶

游戏规则

1.游戏开始前，家长和孩子到室外一起采摘孩子喜欢的绿叶，摘一两片树叶就可以了。

2.游戏开始时，家长指导孩子拓印。孩子把树叶背面朝上放平整，把白纸覆盖在树叶上压好，用铅笔在白纸上横着涂，铅笔尽量与白纸平行，注意不要戳破白纸，要均匀地涂满整片叶子，当树叶的整个轮廓出来后，一片叶子就拓印好了。

游戏延伸

1.家长要提醒孩子放树叶时一定要把树叶的背面朝上放好，这样才能更好地拓印出树叶的轮廓来。还有就是铅笔不要削得太尖，以免戳破白纸影响拓印效果。

2.家长还可以让孩子进行创意拓印，一片树叶摆放不同方位来进行拓印，组成不同的图案，再在拓印好的白纸上填画，培养孩子的创造力和审美能力。

游戏设计48 树叶书签

游戏目标

孩子制作树叶书签，可锻炼手部肌肉，提升精细动作能力，培养操作力和审美能力，增进亲子情感。

游戏准备

8~10厘米宽的透明胶带；剪刀；彩纸；彩绳；树叶

游戏规则

1.游戏开始前，家长和孩子到室外一起捡或者采摘孩子喜欢的树叶，采摘2~3片树叶就可以了。

2.游戏开始时，家长指导孩子制作书签。孩子把一片树叶正面放在宽胶带上粘住，再在树叶背面也贴上宽胶带，在树叶的上下各留三四厘米，剪掉多余的胶带，最后在树叶的上方粘上彩纸，用彩绳穿在彩纸的中间，一个树叶书签就做好了。

游戏延伸

1.家长需要在孩子粘贴树叶时进行适当帮助，注意宽胶带要放平整，如果宽胶带出现褶皱，就会影响树叶书签的美观。

2.家长可以指导孩子多制作几张树叶书签，还可以写上祝福的话，把它剪下来粘贴在树叶下方，然后制作好树叶书签，把它们赠送给亲朋好友。

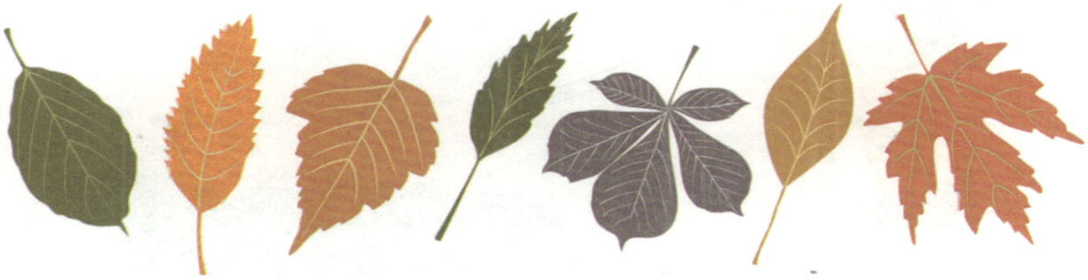

游戏设计 49 欢跳精灵

游戏目标

孩子在用石头打水漂的过程中，可锻炼手臂的力量和身体的平衡性，增进亲子情感。

游戏准备

石头

游戏规则

1.游戏开始前，家长和孩子在野外寻找到水塘，再找一些大小不一的小石头，家长先打几次水漂给孩子看。

2.游戏开始时，家长指导孩子用石头打水漂，孩子的身体要倾斜，打出的石头最好是贴着水面，手腕要巧使力，让石头飞出去，不要往下砸石头，这样石头跳不起来，会一下子就沉到水里去。

游戏延伸

1.家长要鼓励孩子大胆尝试，多打几次，自己找到使力的技巧，体会石头在水面跳跃的快乐。

2.游戏中，家长还可以和孩子比赛打水漂，看谁的石头在水面跳跃的次数多，谁就获胜。

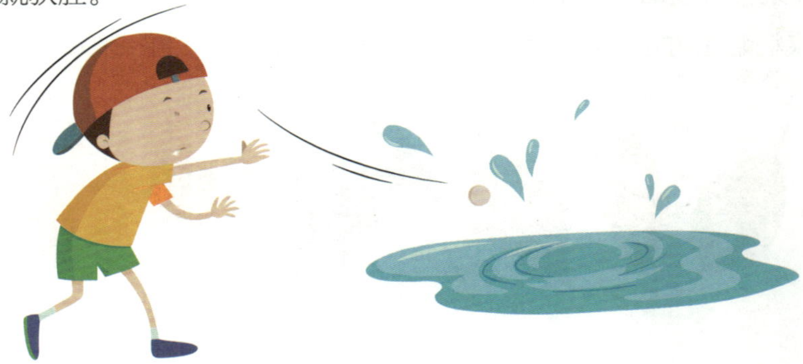